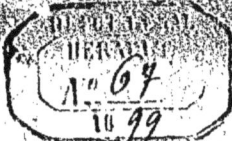

L'ÉTAT MENTAL

DANS

LE GOITRE EXOPHTALMIQUE

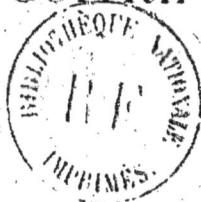

PAR

H. PLAIGNARD-FLAISSIÈRES

DOCTEUR EN MÉDECINE

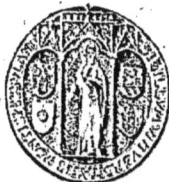

MONTPELLIER

IMPRIMERIE Gustave FIRMIN et MONTANE
Rue Ferdinand-Fabre et Quai du Verdanson

—

1899

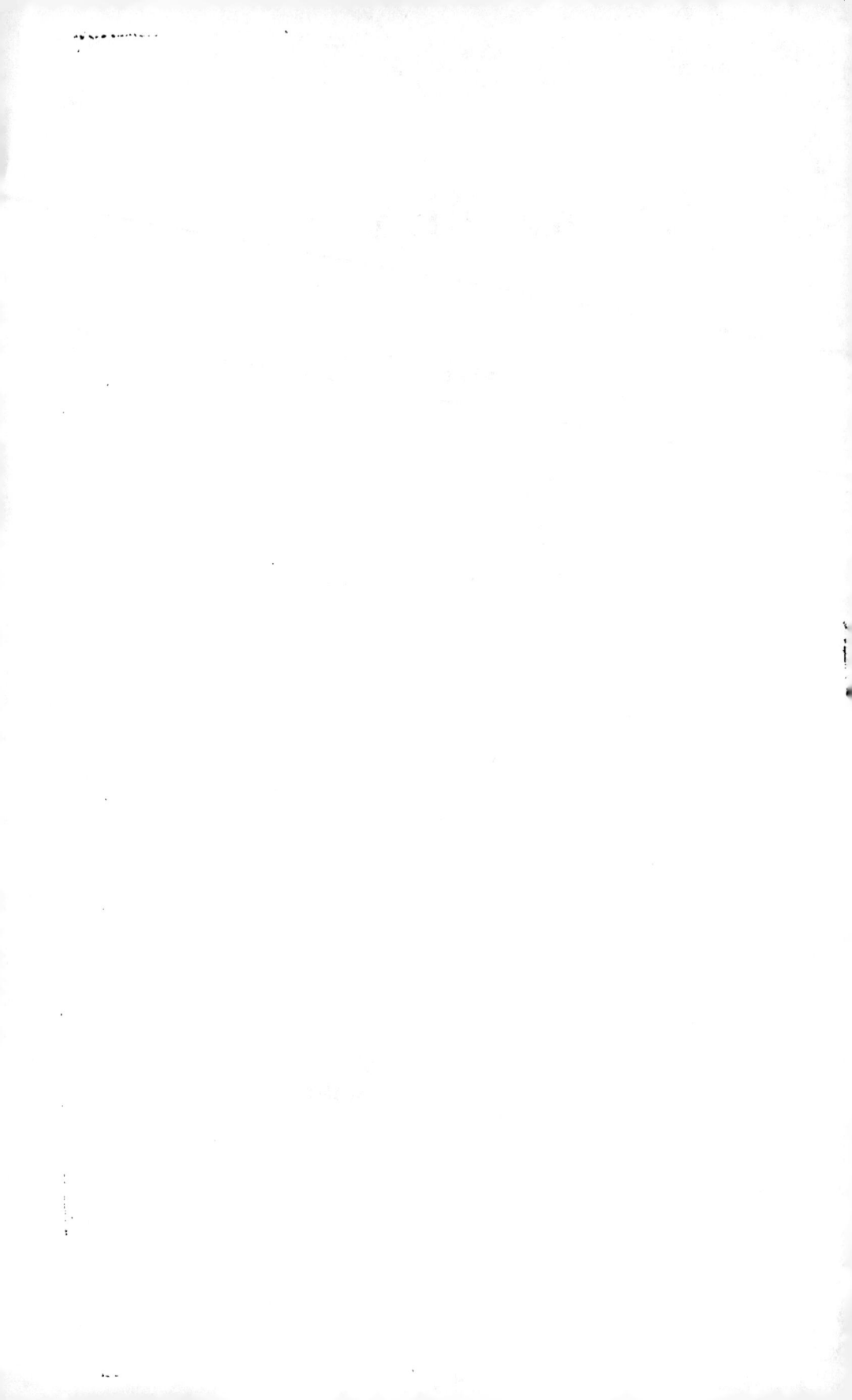

L'ÉTAT MENTAL

DANS

LE GOITRE EXOPHTALMIQUE

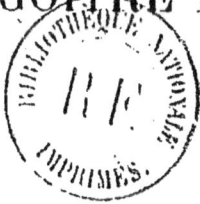

PAR

H. PLAIGNARD-FLAISSIÈRES

DOCTEUR EN MÉDECINE

ANCIEN EXTERNE DES HOPITAUX DE MARSEILLE (CONCOURS 1893)
INTERNE A L'ASILE DES ALIÉNÉS DE MARSEILLE (CONCOURS 1897)
MÉDAILLE DES ÉPIDÉMIES (VARIOLE 1890)

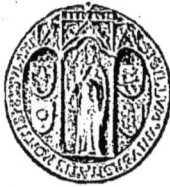

MONTPELLIER
IMPRIMERIE Gustave FIRMIN et MONTANE
Rue Ferdinand-Fabre et Quai du Verdanson

—

1899

A M. LE DOCTEUR BOUBILA

MÉDECIN EN CHEF DE L'ASILE DES ALIÉNÉS DE MARSEILLE

A MON PRÉSIDENT DE THÈSE

M. LE PROFESSEUR MAIRET

A TOUS MES MAITRES

DE LA FACULTÉ DE MONTPELLIER
DE L'ÉCOLE ET DES HÔPITAUX DE MARSEILLE

H. PLAIGNARD.

INTRODUCTION

C'est un grand honneur pour nous d'inscrire le nom de
M. le professeur Mairet en tête de ce travail. Il a bien voulu
en effet nous inspirer le sujet de cette thèse et nous communiquer une intéressante leçon clinique relative à un cas de
maladie de Basedow survenant chez une lypémaniaque.

De plus, nous avons eu la bonne fortune de rencontrer,
dans le cours de notre internat à l'Asile des Aliénés de Marseille, un malade présentant tous les symptômes du goitre
exophtalmique en même temps que des troubles psychiques
intenses.

Nous n'avons pas la prétention d'offrir à nos juges un travail original et nouveau : la science a peu de privilégiés. Si
notre ambition s'est bornée à faire un essai de revue générale sur un sujet étudié déjà par nombre de neurologistes et
d'aliénistes éminents, nous avons du moins la conviction de
présenter un travail consciencieux auquel nous avons donné
tous nos soins.

Nous avons divisé en sept parties cette étude de l'état
mental dans le goitre exophtalmique.

Dans une première partie, nous avons cru devoir donner
un aperçu des théories nombreuses qui ont été émises sur
la pathogénie de la maladie de Basedow, afin d'essayer de
saisir les relations qui peuvent exister entre cette patho-

génie et l'apparition d'un état mental particulier chez les basedowiens.

L'historique, qui vient ensuite, nous a permis de passer en
revue les travaux déjà nombreux qui ont paru à ce sujet et
de montrer en même temps les conceptions diverses des
auteurs sur la pathogénie de cet état mental.

Dans un troisième chapitre, nous étudions le goitre exophtalmique dans ses rapports avec les névroses, hystérie, neurasthénie, épilepsie, chorée ; on a signalé assez fréquemment,
en effet, la coexistence de la maladie de Basedow avec l'une
d'elles. Les troubles psychiques que l'on observe dans ces cas
appartiennent-ils à la névrose ou au goitre exophtalmique ?
Il y a là une question de propriété qui, disons-le tout de suite,
est peu aisée à résoudre.

Les modifications du caractère, de l'intelligence et de la
volonté chez les basedowiens sont étudiés dans le quatrième
chapitre.

Dans le cinquième, nous cherchons à établir une distinction entre le délire du goitre exophtalmique, accident passager, et l'aliénation mentale vraie, maladie chronique.

Dans le sixième chapitre, qui est le plus important, nous
nous occupons des rapports de l'aliénation mentale avec la
maladie de Basedow.

Le pronostic et le traitement font enfin l'objet de la dernière partie.

Tel est, en quelques lignes, le plan général de cette thèse.

Mais avant d'en aborder l'étude, qu'il nous soit permis
d'adresser l'expression de notre vive et respectueuse grati-
tude aux maîtres qui, durant le cours de nos études médicales, nous ont aidé de leurs lumières et de leurs conseils :

A M. le docteur Boubila, médecin en chef de l'Asile des
Aliénés de Marseille, qui n'a cessé depuis de longues années

de se montrer pour nous un ami bienveillant et un maître éclairé.

A M. le docteur Bidon, médecin des hôpitaux de Marseille, qui a bien voulu nous fournir quelques-unes des observations rapportées dans ce travail et en faciliter ainsi l'élaboration.

Nous avons à cœur de remercier M. le professeur Fallot pour la bonté et l'amitié qu'il nous a toujours témoignées.

Que MM. les professeurs Combalat, Magon, Arnaud, Boinet, Laget, MM. les docteurs Maunier, Poucel, Boy-Tessier, Coste, Vayssettes, Cossa, Vial, acceptent l'hommage de notre reconnaissance.

Nous sommes enfin profondément sensible au grand honneur que nous fait M. le professeur Mairet en acceptant la présidence de notre thèse.

L'ÉTAT MENTAL

DANS

LE GOITRE EXOPHTALMIQUE

CHAPITRE PREMIER

PATHOGÉNIE DU GOITRE EXOPHTALMIQUE

Nous n'avons pas à entreprendre ici la description des symptômes de la maladie de Basedow, on la trouvera avec force détails dans tous les traités classiques de pathologie interne ; à ce point de vue d'ailleurs rien n'a pu être signalé depuis l'étude magistrale et définitive qu'on a donnée Trousseau. Cependant Marie fit remarquer que le tremblement est un symptôme présenté par tous les malades d'une façon bien nette et qu'il est assez constant pour être ajouté à la triade symptomatique.

Il est d'ailleurs peu d'affections qui présentent des symptômes plus caractéristiques et qui permettent de poser à vue d'œil un diagnostic avec plus de facilité: « De gros yeux, un gros cou, un gros cœur; telle est, en trois phrases, la physionomie pittoresque de cette affection », dit Petér; et la symptomatologie a été rapidement et solidement établie du jour où le goitre exophtalmique a été connu.

Mais il n'en est pas de même de sa pathogénie, qui pourrait peut-être donner la clé des troubles psychiques liés ou associés à la maladie de Basedow ; c'est pourquoi nous pensons qu'il n'est pas inutile de passer rapidement en revue les diverses théories émises sur cette pathogénie.

On est encore loin d'être fixé sur la nature intime du goitre exophtalmique, et il est facile de constater la variété des théories qui ont pris naissance à ce sujet, en recherchant la place qu'occupe cette affection dans les divers traités de pathologie médicale.

Les classiques d'il y a quelques années la plaçaient parmi les névroses du cœur, à côté des palpitations essentielles et de l'angine de poitrine. Debove et Achard, dans leur *Manuel*, la placent au chapitre des névroses, à côté de l'épilepsie, de l'hystérie, etc., suivant en cela l'exemple de Grisolle. Dans le *Traité* de Charcot et Bouchard, on la trouve avec les dystrophies d'origine nerveuse, à côté du myxœdème et de l'acromégalie ; M. Robin la range parmi les maladies des organes lymphoïdes. Ces classements divers indiquent déjà combien variées sont les idées sur la pathogénie du goitre exophtalmique.

Les trois symptômes cardinaux forment évidemment les données du problème dont on cherche la solution, les symptômes secondaires qui frappent au hasard les divers organes n'étant qu'accessoires et contingents. « Faut-il voir, dans ce trio symptomatique, une série de phénomènes fonctionnels égaux devant une cause commune et étiologiquement indépendants ? ou bien doit-on détacher l'un d'entre eux pour en faire le trouble originel et le point de départ de tous les autres ? Doit-on admettre, par exemple, que l'hypertrophie thyroïdienne n'est que la manifestation secondaire d'une altération médullaire ou sympathique, au même titre que le tremblement, les palpitations ou l'exophtalmie ? ou bien cette tuméfaction de la glande est-elle la lésion originelle, le désordre essentiel et primordial

qui entraine tous les autres à sa suite en troublant la sécrétion
thyroïdienne et empoisonnant l'organisme ? » Dans une
excellente étude, M. Raugé pose ainsi le fond du débat étiologique qui passionne à juste titre la science médicale depuis
nombre d'années et qui ne paraît pas près d'être résolu. En
un mot, doit-on rechercher l'origine du goitre exophtalmique
dans le bulbe ou le pneumogastrique, dans l'appareil circulatoire, dans le sympathique, ou bien dans la glande thyroïde ?

Les uns ont voulu voir dans la tachycardie, le point de
départ de la maladie de Basedow, et ont cherché dans les
troubles cardio-vasculaires la pathogénie du goitre exophtalmique. Mais souvent les palpitations n'apparaissent qu'après le
goitre, et l'on observe quelquefois des goitres simples qui se
sont « basedowifiés » : on a pu en conclure que c'est dans une
altération de la glande thyroïde qu'il faut rechercher cette
pathogénie.

Enfin l'on rencontre parfois des maladies de Basedow débutant par une manifestation quelconque : tremblement, troubles
de la motilité, phénomènes psychiques, qui peut précéder
l'apparition des grands symptômes.

D'autre part, l'anatomie pathologique ne donne aucun ren-
seignement précis ; dans les autopsies, on trouve un certain
nombre de lésions qui n'ont rien de caractéristique et qui ne
peuvent pas être considérées comme la cause de l'affection.
Nous n'entrerons pas dans la description de ces lésions : de
leur étude se dégage ce fait que l'on n'en peut tirer aucune
conclusion pouvant expliquer l'apparition de la maladie de
Basedow.

La physiologie peut-elle aider à établir la solution du
problème? Malgré un certain nombre d'expériences par lesquelles on a pu reproduire chez des animaux les symptômes
du goitre exophtalmique, la pathogénie n'en reste pas moins
obscure et indécise, et se ressent des incertitudes et des

lacunes que présente la connaissance des fonctions de la glande thyroïde.

Ces quelques considérations montrent déjà que l'on en a été réduit à prendre comme point de départ de simples hypothèses pour établir les diverses théories ; nombre d'entre celles-ci sont d'ailleurs abandonnées, et nous ne passerons en revue que celles qui ont cours actuellement, c'est-à-dire la théorie dyscrasique, proposée par Basedow lui-même, la théorie nerveuse et la théorie thyroïdienne.

THÉORIE DYSCRASIQUE. — Basedow, frappé de l'aspect cachectique que présentent les malades atteints de goitre exophtalmique à une période avancée, vit dans cette déchéance organique la cause de la maladie et fit de celle-ci une dyscrasie générale. Cette théorie, qui avait été abandonnée, obtient un regain d'actualité depuis l'apparition des théories thyroïdiennes, et surtout depuis que M. Capitan a attiré l'attention sur la « chlorose thyroïdienne », chlorose s'accompagnant de goitre avec ou sans les autres symptômes de la maladie de Basedow.

THÉORIE NERVEUSE. — Les partisans de cette théorie se demandent s'il ne faut pas voir une altération du grand sympathique dans les troubles cardio-vasculaires ainsi que dans les désordres moteurs portant sur les fibres lisses et surtout les muscles orbitaires. Mais a-t-on affaire à un défaut d'action du nerf de la vie organique, ou au contraire, à une excitation permanente ?

La paralysie du grand sympathique produit le ralentissement des battements du cœur, la dilatation des vaisseaux, le retrait du globe oculaire, le rétrécissement de la pupille, etc.; ces phénomènes ne cadrent guère avec les symptômes du goitre exophtalmique ; mais si l'on considère qu'il y a vaso-dilatation, on peut en conclure que la tension artérielle diminue et par suite que le cœur, ayant un obstacle moindre à surmonter, bat plus fort et plus vite. Le goitre serait alors produit par la turgescence de ses vaisseaux, l'exophtalmie par l'afflux du sang dans les vaisseaux de l'orbite.

Il faut avouer que c'est aller chercher bien loin l'explication de phénomènes qui auraient été produits directement par l'irritation de ce même grand sympathique. En effet, grâce à la théorie de l'excitation du nerf de la vie organique, on a une interprétation beaucoup plus naturelle des symptômes du goitre exophtalmique, à part la vaso-dilatation, qui est remplacée par la vaso-constriction ; et cette théorie, donnée par Trousseau, avait même été abandonnée en raison de ce fait. Les recherches de Claude Bernard, Dastre et Morat ont permis de la reprendre, car ils ont démontré que le sympathique contient non seulement des éléments vaso-constricteurs, mais encore des éléments vaso-dilatateurs. Ces éléments vaso-dilatateurs ne seraient-ils pas excités isolément et à l'état permanent?(Abadie). Tout ainsi serait compréhensible ; les symptômes du goitre exophtalmique auraient là une explication satisfaisante.

Les objections que l'on peut faire ne manquent pas: pourquoi, par exemple, le sympathique ne serait-il jamais altéré que dans ses éléments vaso-dilatateurs et point dans les autres ? Comment admettre d'autre part l'irritation permanente d'un nerf qui n'aboutirait pas à la paralysie ?

Malgré ces objections, la théorie de l'excitation du sympathique est la meilleure des théories nerveuses ; elle a eu pour résultat le traitement du goitre exophtalmique par la résection du sympathique cervical.

THÉORIE THYROÏDIENNE.— Cette théorie fait dépendre la maladie d'un trouble dans le fonctionnement du corps thyroïde:

on a fait du goitre exophtalmique un syndrome inverse d'un
autre syndrome thyroïdien, le myxœdème, qui peut, d'ailleurs,
lui succéder lorsque les lésions de la glande thyroïde ont
abouti à la destruction de l'organe ; le goitre exophtalmique
serait dû à un excès de fonctionnement du corps thyroïde, le
myxœdème à l'insuffisance de ce fonctionnement. Comme
preuves à l'appui, on invoque : les altérations constantes du
corps thyroïde, alors même que cet organe n'est point le siège
d'une hypertrophie apparente ou réelle ; le fait du développement du syndrome basedowien chez des malades porteurs
depuis longtemps d'un goitre simple ; les faits de persistance
du thymus, interprétée comme un phénomène de suppléance.
La thérapeutique elle-même apporte des arguments à cette
théorie : c'est d'abord l'ablation du corps thyroïde, qui peut
guérir le malade, et enfin et surtout les phénomènes d'hyperthyroïdisation survenant chez certains malades que l'on traite
par l'ingestion de corps thyroïde, et produisant des accidents
identiques à certains symptômes de la maladie de Basedow,
tachycardie, hyperthermie, insomnie, agitation, polyurie, diarrhée, sueurs profuses, etc. A ce sujet, nous citerons deux
observations, dont la seconde est plus particulièrement intéressante à cause des phénomènes mentaux qui se produi-
sirent.

Observation Première

Maladie de Basedow aiguë artificielle d'origine thyroïdienne. — Freiherr Von
Notthaftt, *Centralbl. f. innere Med.*, 16 avril 1898.

Il s'agit d'un homme de quarante-trois ans, bien portant, sans
antécédents névropathiques, qui, pour maigrir, se soumit à un traitement par des tablettes anglaises de thyroïdine. Il en prit pendant
environ cinq semaines ; il prenait trois fois par jour trois tablettes
d'abord, puis jusqu'à quinze. A la fin de la troisième semaine appa-

rurent des signes de thyroïdisme : toux sèche, augmentation rapide du cou, exagération de la soif, dyspnée, palpitations, faiblesse, insomnie, battements des artères cervicales perçus par le malade, sueurs.

Il existait de l'exophtalmie, du tremblement. On ne sentait pas d'hypertrophie thyroïdienne; les carotides et les humérales battaient fortement ; il y avait 120 pulsations ; la langue tremblait beaucoup.

On suspendit la thyroïdine, et l'amélioration se montra au bout de dix jours. Le goitre et l'exophtalmie ne disparurent que lentement.

Observation II

Maladie de Basedow artificielle d'origine thyroïdienne, accompagnée de violents troubles mentaux. — Due à l'obligeance de M. le professeur Boinet

Charles A..., étudiant en pharmacie, âgé de 24 ans. Ses antécédents héréditaires ne sont pas entièrement connus ; son père, mort depuis peu d'une affection du cœur, était très intelligent. Au point de vue personnel, il n'y a pas de syphilis, et l'on ne note pas d'excès alcooliques ni vénériens. M. le docteur Bidon, qui a vu ce malade en consultation, a constaté quelques stigmates de dégénérescence mentale qu'il ne peut se rappeler exactement.

Charles A... fut atteint de dermatite exfoliatrice, ce qui le mettait en butte aux moqueries de ses camarades. Il alla consulter M. Boinet, qui lui conseilla de prendre du corps thyroïde de mouton en ingestion. Il guérit complètement. Puis, au bout d'un an, la dermatite reparut, et, à l'insu de tous, le malade absorba de grandes quantités de corps thyroïde, jusqu'à deux et trois par jour, qui lui étaient fournis depuis huit jours par le boucher du quartier. Peu de temps après, alors qu'il n'existait aucune affection aiguë pouvant donner lieu à du délire, éclatèrent des troubles psychiques très violents : c'était une instabilité de tous les instants ; de plus, il se croyait poursuivi par des gens qui le suivaient dans la rue, se moquaient de lui, le montraient à ses camarades pour le ridiculiser ; lorsqu'il était dans sa chambre, il tenait ses croisées fermées et allait voir de temps en temps si ces gens n'étaient pas là. Il ne voulait pas manger, voulait fuir déshabillé ; on était obligé de le retenir à chaque instant. Il se promenait dans sa chambre en proie à une agitation et une inquiétude extrêmes, criant et menaçant, à tel point qu'on en fut réduit à le barricader dans sa chambre.

Lorsque M. Boinet le vit, il parlait avec incohérence, puis raconta qu'il aimait une jeune fille dont sa timidité l'avait toujours éloigné ; il pria le docteur d'aller la demander en mariage pour lui ; sa mère dit qu'il n'y avait rien d'exact dans cette histoire.

En même temps qu'a éclaté ce délire violent, ont apparu des troubles somatiques particuliers : ce sont de violentes palpitations, c'est un tremblement à type basedowien très net; le corps thyroïde paraît augmenté de volume ; il n'y a pas d'exophtalmie. La langue est sèche, la fièvre assez forte.

Un séjour à la campagne est conseillé; mais là les troubles psychiques persistent, il fuit déshabillé, on doit le poursuivre pour l'arrêter et le faire rentrer.

Après un mois et demi de repos, le malade paraît guéri au point de vue mental ; les signes de basedowisme ont disparu ; une anémie considérable persiste cependant, et l'amélioration coïncide avec une nouvelle poussée de dermatite exfoliatrice. Depuis, ce malade n'a pas été revu.

L'hyperthyroïdisation peut être considérée, dans ce cas, comme l'occasion des troubles psychiques dont la cause prédisposante doit être recherchée dans la dégénérescence mentale. Il n'en est pas moins vrai que l'on ne peut nier l'intime relation qui joint dans ce cas l'état mental et l'ingestion exagérée de corps thyroïde.

On ignore encore comment agit le corps thyroïde altéré ou troublé dans son fonctionnement pour produire les symptômes de la maladie de Basedow; il élaborerait des principes toxiques dont l'action se ferait sentir sur le système nerveux. « Ou bien la glande lésée ne suffirait plus à son rôle physiologique ; et les produits de sa sécrétion interne ne seraient plus déversés dans l'économie en quantité et en qualité suffisantes pour assurer le développement de l'organisme ou le maintien de l'état normal. Ou bien encore il faillirait à son rôle modificateur des humeurs, et ses lésions permettraient la présence dans le torrent circulatoire de principes destinés à être modifiés et restant, par suite du défaut de la glande, à l'état toxique. » (Létienne).

Telles sont, rapidement exposées en une vue d'ensemble, les diverses théories qui cherchent à expliquer la nature du goitre exophtalmique. On ne peut nier qu'elles s'appuient toutes sur des faits de grande valeur ; toutes ont donné des résultats au point de vue des traitements qu'elles ont inspirés. Il paraît donc difficile de faire un choix et de se déclarer partisan de l'une d'elles.

Il est certain que, chez les basedowiens, la toxicité thyroïdienne entre pour une large part dans la pathogénie de la maladie, l'expérience l'a montré d'une façon éclatante ; mais, avec M. Raugé, nous pensons que l'on doit rechercher l'origine de ces désordres de la fonction thyroïdienne, dans un trouble initial du système nerveux ; d'autre part, ces désordres de la fonction thyroïdienne donnent naissance à des troubles nerveux qui indiquent le mauvais fonctionnement des centres ou du sympathique. « Il semble donc que le système nerveux soit tout à la fois le point de départ et l'aboutissant de cet enchaînement pathogénique dont la toxémie thyroïdienne est à la fois le centre et le lien ».

CHAPITRE II

HISTORIQUE

Dès 1830, Basedow, dans le célèbre mémoire dont il enrichissait la science, notait les troubles psychiques que l'on observe dans le goître exophtalmique. Il parlait de l'inquiétude, de l'apathie des malades, de l'instabilité de leurs idées et faisait remarquer qu'ils sont souvent considérés comme fous par les gens du monde. Il citait le cas d'un individu atteint de goître exophtalmique qui devint lypémaniaque et avait perdu tout sentiment de pudeur.

En 1848, Brück signale la concomitance de l'hystérie et de la maladie de Basedow.

Charcot, en 1855, s'occupe aussi de la question, étudie le caractère des malades atteints de goître exophtalmique et classe cette maladie parmi les névroses.

Quelques années plus tard (1860) Trousseau souleva à l'Académie de médecine une discussion d'où sortit la description définitive du goître exophtalmique. Le grand clinicien insistait d'une façon toute particulière dans ses leçons sur les troubles psychiques fréquents dans cette maladie.

Vers la même époque, Macdonnell rapportait le cas d'une femme de 22 ans, qui fut prise de palpitations, de battements du corps thyroïde et d'accidents cérébraux maniaques.

A part cette dernière observation, on n'avait guère noté jusque-là que des changements dans le caractère des basedowiens. Ce n'est qu'avec Paul (1865) que l'on commence à mentionner les perturbations mentales graves et à analyser les troubles psychiques. La malade de Paul était une jeune fille de 23 ans, qui à la suite d'un refroidissement vit ses règles supprimées ; en même temps elle tomba dans un état de prostration et de mélancolie profondes ; quelques semaines plus tard les symptômes classiques du goitre exophtalmique apparurent.

Geigel (1866) rapporte l'observation d'un homme de 48 ans qui, à la suite de chagrins, voit apparaître une maladie de Basedow ; en même temps son caractère change, il devient brusque, ne tient plus en place, bégaie : huit mois après, amélioration des symptômes physiques et psychiques, bientôt suivis de réapparition de la maladie accompagnée d'accidents maniaques, puis d'hallucinations, d'idées de persécution, d'idées de grandeur. Le malade meurt rapidement.

Morell Mackensie (1868) parle d'une jeune fille qui présenta une maladie de Basedow accompagnée d'accès de manie et mourut aussi rapidement.

Le malade d'Andrews (1869) est un homme âgé de 26 ans, sans antécédents, qui, atteint de goitre exophtalmique, présente un délire très accentué et fait des tentatives de suicide, consécutives sans doute à des hallucinations. Il meurt au bout de peu de temps.

Rendu, alors interne à l'hôpital Saint-Antoine, observe en 1870, une femme qui passait sa journée à errer dans les salles, causant avec volubilité, tenant des conversations incohérentes et impatiente du repos. « Elle était d'humeur fantasque, quinteuse, et ne pouvait vivre avec aucune de ses compagnes sans provoquer des querelles. A la suite d'une dispute, elle quitta brusquement l'hôpital et dut être placée à la Salpêtrière. »

Le cas rapporté par Solbrig en 1871 concerne une femme de 42 ans, mariée, présentant la triade de Basedow. Elle était atteinte en même temps de mélancolie caractérisée par de la

tendance aux paradoxes; elle était de plus incitée à tuer ses
enfants. La guérison survint chez cette malade.

Meynert (1874) raconte l'histoire d'une jeune fille de 17 ans,
présentant des prédispositions nerveuses, qui, violemment
émue par la mort de sa mère, fut brusquement atteinte en
même temps de délire avec agitation maniaque continuelle et
hallucinations de la vue, ainsi que de palpitations avec exophtalmie. « Ce cas, dit Meynert, démontre, d'une manière remarquable que le désordre intellectuel peut reconnaître pour cause
l'hypérémie cérébrale et que les troubles dans l'innervation
vaso-motrice jouent un rôle capital dans la production de la
folie. »

Robertson a publié, en 1875, l'histoire d'un homme qui,
atteint de goitre exophtalmique, fut pris brusquement, dans le
cours de son affection, d'une agitation maniaque excessive,
laquelle persista jusqu'à la mort. Robertson indique que les
troubles mentaux dépendent de la même cause que le goitre
exophtalmique et ont pour origine une hypérémie cérébrale
due à la lésion du grand sympathique cervical. Dans l'observation qui suit, Boettger est du même avis.

Ce dernier auteur (1877) rapporte l'observation d'une femme
de 31 ans, présentant une prédisposition héréditaire, d'un
caractère excentrique. Après son mariage, apparaît le goitre
exophtalmique; elle devient excitable, violente; elle se croit
enceinte et même déjà accouchée de deux jumeaux qu'elle
présente sous forme de deux poupées. De temps à autre,
éclatent des accès maniaques accompagnés d'agitation extrême
et d'hallucinations. La guérison survint au bout de plusieurs
mois.

La même année, Cane publie, en Angleterre, l'observation
d'une femme qui, à la suite de violents chagrins occasionnés
par la mort de son mari, fut prise en même temps de goitre
exophtalmique et de troubles psychiques. La malade présenta

plusieurs alternatives de manie et de mélancolie et fit plusieurs tentatives de suicide.

En 1872, Savage rapporte trois observations où le goitre exophtalmique s'accompagne d'accidents maniaques avec mélancolie. Il est d'avis que dans ces cas les troubles psychiques n'avaient aucun rapport de cause à effet avec la maladie de Basedow.

De 1887 à 1890, parurent les observations de Colman, Collins, Clarke, Bœdecker.

C'est à partir de 1890 que la question commence à être discutée sérieusement. M. Ball, dans ses leçons cliniques, insiste sur l'influence de l'hystérie dans les troubles mentaux que l'on rencontre chez les malades atteints de goitre exophtalmique. Mais il est des cas où l'on ne rencontre pas l'hystérie, et M. Ball indique que « la maladie de Basedow peut, incontestablement, produire des troubles intellectuels ».

Pour Peter, les basedowiens sont irascibles, présentent des troubles du caractère : « un degré de plus, et ils deviennent fous par exagération de leur trouble cérébral antérieur ».

M. Ballet (1890) présente à la Société médicale des hôpitaux une malade, hystérique, qui était atteinte de maladie de Basedow avec hallucinations et idées de persécution. Ces idées de persécution sont-elles dues à l'entité morbide dénommée délire de persécution, ou bien doit-on en rechercher l'origine dans l'une des deux névroses coexistant chez cette malade, hystérie ou goitre exophtalmique ? C'est là la question que se pose M. Ballet ; il arrive à cette conclusion que « pour aboutir à la constitution de ces idées, le goitre exophtalmique ne suffit pas ; il faut le concours de deux affections souvent associées, le goitre exophtalmique et l'hystérie. L'hystérie crée l'hallucination, le goitre exophtalmique se l'approprie et s'en sert pour réaliser les idées de persécution ».

A la même époque, M. Renaut (de Lyon) présente l'observa-

tion d'une malade non hystérique chez qui des idées de persécution se seraient développées parallèlement à l'évolution de
la maladie de Basedow ; ces idées de persécution seraient dues
au goitre exophtalmique.

M. Joffroy (*Société médico-psychologique*, séance du 31 mars
1890), communique le cas d'une malade atteinte d'abord de
lypémanie, chez laquelle se développa assez longtemps après
un goitre exophtalmique. Nous croyons intéressant de reproduire les conclusions auxquelles il est amené :

1° Les modifications du caractère et de l'intelligence qui
s'observent dans la plupart des cas de goitre exophtalmique
peuvent prendre de telles proportions qu'elles constituent alors
réellement de la folie, se présentant, soit sous la forme de
mélancolie, soit sous celle de manie. Il y a lieu, dans ces cas,
de considérer la mélancolie ou la manie comme symptomatique de la maladie de Basedow. Il peut arriver que la mélancolie
de la maladie de Basedow marque le début de cette affection ;

2° La maladie de Basedow peut se développer chez des malades atteints depuis longtemps d'aliénation mentale. Dans ces
cas, l'aliénation constitue une affection tout à fait différente
de la maladie de Basedow, mais peut s'aggraver sous l'influence du goitre exophtalmique ;

3° Chez des prédisposés, et particulièrement chez des hystériques ou des hypocondriaques, la maladie de Basedow peut
se compliquer de troubles vésaniques qui empruntent leur
forme et leur origine à la maladie première et prennent, sous
l'influence de la seconde, un développement excessif. Les troubles psychiques ne doivent, dans ce cas, être regardés que
comme partiellement symptomatiques de la maladie de Basedow ; ils appartiennent, en réalité, en partie à la maladie de
Basedow, en partie à l'hystérie ou à l'hypocondrie.

En 1892, MM. Raymond et Sérieux, dans un long mémoire,
ont cherché à établir la nature des troubles psychiques que

l'on rencontre dans le goitre exophtalmique. D'après eux, ces
troubles psychiques ne font point partie de la maladie de Basedow ; ils ne sont dus qu'à l'association à la maladie de
Basedow de psychoses bien déterminées, telles que la lypémanie, la manie, le délire alcoolique, le délire hallucinatoire,
auxquelles on doit ajouter, dans nombre de cas, les folies de
diverses formes que l'on rencontre chez les héréditaires dégénérés. « Le goitre exophtalmique, névrose d'ordre émotif,
n'est souvent qu'un cas particulier de cette déséquilibration
des centres nerveux. » La même théorie est soutenue par
M. Brunet dans sa thèse inaugurale.

Dans un mémoire sur la nature du goitre exophtalmique,
M. Joffroy revient sur son ancienne opinion et s'exprime ainsi
qu'il suit : « Le goitre exophtalmique peut s'associer avec la
folie sous diverses formes... Tantôt on note des hallucinations,
des illusions sensorielles, des idées de persécution généralement vagues et non systématisées ; plus souvent on observe des
accès soit de manie, soit de mélancolie... La folie qui se montre au cours de la maladie de Basedow ne peut, à aucun titre,
être considérée comme lui appartenant, mais seulement comme
une association morbide... La maladie de Basedow est insuffisante à créer la folie chez un malade à cerveau normal ».

Hirschl, élève de Krafft-Ebing, donne, en 1893, un résumé
très documenté des 43 principaux cas qu'il a recueillis dans
la littérature médicale. Dans ces 43 cas, toutes les formes de
psychose, manie, mélancolie, paranoïa, amentia, folie du
doute, paralysie générale, sont représentées. Cependant, cet
auteur conclut que la maladie de Basedow se complique rarement de psychose ; que si cette complication survient, c'est
avec la manie. D'autres psychoses sont la conséquence de
l'hystérie, de la neurasthénie ou de l'alcoolisme qui compli-
quent le goitre exophtalmique. Les troubles psychiques carac-

téristiques de cette maladie sont l'excitation maniaque avec symptômes de dégénérescence (irritabilité extrême).

Outre les travaux que nous venons de citer, un certain nombre de thèses inaugurales ont été publiées, sur le sujet qui nous occupe, depuis une dizaine d'années.

Dans la première en date, faite sous l'instigation de M. Joffroy, en 1890, M. Martin conclut que les troubles psychiques observés d'ordinaire dans la maladie de Basedow peuvent aboutir à une véritable folie qui peut revêtir différentes formes ; mais il est difficile de préciser si les désordres mentaux sont sous la dépendance du goitre exophtalmique ou s'ils dérivent d'une prédisposition antérieure.

Pour M. Jacquin (1891), qui fait une distinction bien nette entre le délire et l'aliénation mentale observés chez les basedowiens, le délire peut être dû à la prédisposition seule, aux troubles de la nutrition produits par le goitre exophtalmique, ou bien à la nature infectieuse de la maladie. Quant à l'aliénation mentale, elle peut naître de toutes pièces du goitre exophtalmique et présente, dans ce cas, tous les caractères des folies par troubles de la nutrition ; lorsque la maladie de Basedow éclate dans le cours d'une aliénation mentale, il lui donne une physionomie toute particulière.

M. Boéteau (1892) arrive à des conclusions opposées : pour lui, les manifestations psychiques observées dans le goitre exophtalmique, sous quelque forme qu'elles se produisent, sont indépendantes du goitre exophtalmique lui-même. Il les sépare en deux groupes : celles qui sont imputables à la neurasthénie et celles qui se produisent sous l'influence de maladies mentales surajoutées. Le facteur étiologique qui joue le rôle prépondérant dans la production de ces délires est l'hérédité nerveuse.

Mme Pilet-Fouet (1893) indique que, dans le goitre exophtalmique, il peut survenir de véritables psychoses, telles que manie, mélancolie, délire des persécutions systématisé, délire des dégénérés dont l'éclosion est seulement favorisée par le goitre exophtalmique.

Reprenant les idées de Raymond et Sérieux, Brunet (1893) nie également les troubles psychiques symptomatiques de la maladie de Basedow. La plupart des troubles mentaux observés relèvent de la dégénérescence mentale.

Enfin, Favre (1895) conclut encore que « les divers troubles psychiques, sous quelque forme qu'ils se produisent, sont, par leur nature, indépendants du goitre exophtalmique. Ils relèvent de la même prédisposition morbide, de la même hérédité nerveuse que le goitre exophtalmique lui-même ».

Il ressort de cet historique que les avis sont très partagés sur la pathogénie des troubles mentaux observés chez certains malades atteints de goitre exophtalmique. On peut classer en trois catégories les opinions qui ont été émises à ce sujet :

Pour certains auteurs, les troubles psychiques et la maladie de Basedow n'ont aucun rapport entre elles ; ils lui sont simplement associés et cette association n'est jamais que le fait du hasard. Ces troubles psychiques doivent être rattachés, soit à des névroses marchant de pair avec le goitre exophtalmique, soit à des causes prédisposantes que l'on retrouvera dans l'hérédité.

Pour d'autres, la dégénérescence mentale héréditaire est le terrain sur lequel viendraient se greffer à la fois psychoses et goitre exophtalmique.

Enfin, pour les derniers, les troubles psychiques doivent être rattachés à la maladie de Basedow et sont sous sa dépendance immédiate. Le goitre exophtalmique crée l'aliénation mentale de toutes pièces, et on n'en peut trouver ailleurs la cause déterminante.

CHAPITRE III

LES NÉVROSES DANS LEURS RAPPORTS AVEC LE GOITRE EXOPHTALMIQUE

Fréquemment les névroses comme l'hystérie, la neurasthésie, l'épilepsie, la chorée, sont observées chez des malades atteints de goitre exophtalmique ; quelques auteurs ont voulu même voir des manifestations de ces névroses dans les troubles mentaux que l'on rencontre chez certains basedowiens ; ils vont même jusqu'à n'accorder au goitre exophtalmique aucune influence dans la production de ces troubles.

Neurasthénie. — Nous donnerons tout d'abord le résumé de de deux observations de malades atteints de goitre exophtalmique et présentant en même temps des symptômes de neurasthénie.

Observation III

(Résumée)

Goitre exophtalmique et neurasthénie

(Boéteau, thèse de Paris, 1892)

Ver...., âgée de 47 ans, quelques antécédents héréditaires nerveux. En bonne santé jusqu'au jour où, perdant à la fois ses deux enfants et sa fortune, elle est prise de palpitations et d'hypertrophie de la glande thyroïde, suivies bientôt des autres symptômes de la maladie de Basedow. Les troubles psychiques apparaissent ensuite brusquement et tous paraissent appartenir au cadre clinique de la neurasthénie ; dès le début, affaiblissement général et apathie insurmontable, puis céphalée sous forme de serrements, s'exerçant sur tout le crâne et surtout dans la région occipitale. Gêne douloureuse siégeant le long de la colonne vertébrale, plaque sacrée. Troubles dyspeptiques, besoin de sommeil irrésistible, insomnie.

Comme état mental, tendance mélancolique, torpeur intellectuelle, affaiblissement de la mémoire.

Observation IV
(Résumée)
Goitre exophtalmique et neurasthénie
(Fabre, thèse de Toulouse, 1895)

M. L...., âgée de 37 ans, domestique. Sa mère, très nerveuse, présentait un tremblement accentué des mains. La malade se fait remarquer de bonne heure par une émotivité excessive. Quatre grossesses ; veuve à 30 ans. A la suite d'une violente discussion, tombe dans un accès de profonde mélancolie, pleurant nuit et jour. Au bout d'un mois, tremblement des mains, suivi bientôt de palpitations et de goitre. L'émotivité augmente.

Au moment de l'examen, on constate : une légère exophtalmie double, de 100 à 120 pulsations, une hypertrophie moyenne des deux lobes du corps thyroïde, un tremblement continuel caractérisé par des oscillations menues et rapides exagéré par les émotions, une diminution de la résistance électrique, des troubles vaso-moteurs. Pas de troubles de la sensibilité générale, ni de la sensibilité spéciale. Aucun stigmate d'hystérie. Réflexes normaux.

Affaiblissement considérable de la force musculaire. D'une émotivité extrême, elle est, de plus, triste, maussade, pleure facilement et craint de devenir folle. Céphalée à forme neurasthénique. Plaque sacrée, rachialgie. Dyspepsie, dysménorrhée, leucorrhée. Elle a des rêves tristes et souvent de l'insomnie.

On doit reconnaître que les différents troubles psychiques observés dans le goitre exophtalmique sont très voisins de ceux que l'on rencontre chez les neurasthéniques. La dépres-

sion intellectuelle, fréquente dans les deux maladies, donne à
la physionomie une expression de tristesse et d'abattement qui
manque rarement ; cette tristesse va quelquefois jusqu'à pousser les malades au suicide. De plus, l'on sait combien leur
volonté est affaiblie et par suite leur attention ainsi que leur
mémoire, combien les sentiments affectifs peuvent diminuer et
même être pervertis. L'insomnie est la règle dans les deux cas.
Même au point de vue somatique, nombre de symptômes sont
communs.

« La neurasthénie principalement dans sa forme émotive, dit
M. Régis, accompagne, dans bien des cas, le goitre exophtalmique ; et j'ai constaté d'autre part, chez bon nombre de neurasthéniques obsédés, que l'affection avait débuté à la puberté
par des palpitations, de même qu'elle se compliquait plus tard
de gonflement du cou et d'exorbitis rappelant d'une façon plus
ou moins nette les symptômes de la maladie de Basedow. Ces
faits montrent qu'il existe une relation intime entre les deux
maladies. » Boéteau, qui soutient la même idée dans sa thèse
de doctorat, s'exprime ainsi en parlant des phénomènes
psychiques à forme neurasthénique : « Par leurs caractères
mêmes, ces phénomènes ne peuvent entrer comme éléments
symptomatiques essentiels dans la maladie de Basedow, et ils
n'y sont qu'à titre d'éléments accessoires en rapport évident
avec un état neurasthénique véritable qui vient habituellement
compliquer cette névrose. Contrairement aux auteurs, pour qui
goitre et troubles nerveux si souvent associés se confondent,
nous croyons qu'il faut faire la part des complications ; et, dans
l'immense majorité des cas, c'est à la neurasthénie qu'il faut
rapporter la plupart des troubles nerveux. Nous nions donc
l'unité morbide, parce que nous ne voyons là qu'une coïncidence de deux états dont l'un est dépendant de l'autre. »

Il est certain que parfois dans la maladie de Basedow comme
dans nombre d'affections chroniques, on a à faire la part des

symptômes qui reviennent à la neurasthénie, d'autant mieux que la neurasthénie peut précéder toute manifestation du goitre exophtalmique ; d'autre part, celui-ci peut être la cause occasionnelle d'un état neurasthénique : on comprend très bien qu'un basedowien qui se rend compte de son état, qui souffre de palpitations bien faites pour abattre son état moral, qui est atteint d'un tremblement l'empêchant de se livrer à une foule d'occupations, puisse voir apparaître chez lui les symptômes d'un état neurasthénique consécutif à l'épuisement nerveux. Dans ces cas nous pouvons admettre que la neurasthénie vient s'ajouter comme complication au goitre exophtalmique, et encore paraît-il bien difficile de séparer ce qui appartient à une maladie et ce qui appartient à l'autre.

Mais faire intervenir toujours et quand même la neurasthénie, vouloir que tout symptôme psychique marchant de pair avec le goitre exophtalmique ait pour origine la maladie de Beard nous paraît par trop exclusif. La chorée par exemple, comme nous le verrons plus loin, est souvent accompagnée d'un état mental qui a les plus grandes analogies avec celui des basedowiens : diminution de la mémoire et de l'attention, mobilité des idées, défaut de consistance des souvenirs, etc. ; le caractère se modifie, les malades deviennent impressionnables, émotifs, irascibles, impatients ; ne retrouve-t-on pas là le tableau de l'état mental des basedowiens ? et devra-t-on dire encore que la neurasthénie est venue s'associer à la chorée ? On peut élargir davantage la question en se demandant quelle est la maladie qui, sous une influence quelconque, fièvre, troubles de la nutrition, intoxication, ne peut donner naissance à des troubles psychiques. Autant vaudrait dire que, de toutes les maladies, le goitre exophtalmique est la seule affection qui n'ait point de retentissement sur les centres intellectuels (Létienne).

De même que les basedowiens présentent des troubles de la

motilité (tremblement, parésies, paralysies), des troubles nerveux de toute nature, il nous paraît logique de faire entrer
dans le tableau de la maladie de Basedow des troubles reten-
tissant sur les éléments nobles du système nerveux supérieur
qui président aux fonctions intellectuelles.

Nous ne voulons nullement nier la prédisposition, qui est
sans aucun doute la cause déterminante des troubles mentaux
et qui leur donne une direction ; mais pourquoi aller faire intervenir toujours et quand même la neurasthénie lorsque les
symptômes des deux maladies ont tant d'analogie ? Comme
le dit M. Toulouse, « la neurasthénie est venue à point pour en-
dosser les troubles mentaux qui, jadis, appartenaient en propre
au goitre exophtalmique ».

Hystérie. — De toutes les névroses coexistant avec le goitre
exophtalmique, l'hystérie est sans contredit la plus commune.
Elle est à ce point fréquente chez les basedowiens, que l'on a
voulu, comme pour la neurasthénie, lui subordonner les troubles
psychiques du goitre exophtalmique. Les nombreuses observations de basedowiens chez lesquels n'existe aucun stigmate
d'hystérie suffisent à montrer le mal fondé de cette théorie ; et
dans les cas où ces deux affections sont associées, il nous paraît bien difficile de déterminer à laquelle des deux l'on doit
attribuer ces troubles psychiques.

Dès 1835, en Allemagne, Brück signalait la présence de
l'exophtalmie chez les femmes hystériques.

Chatterton, en 1874, publie un cas de maladie de Graves
chez une femme de 42 ans, chez qui éclatèrent, dans le cours
d'un goitre exophtalmique, des symptômes d'hystérie latents
jusque-là.

Debove présente, en 1887, à la Société médicale des Hôpitaux
de Paris, un homme de 33 ans n'ayant jamais été malade, qui
depuis neuf mois présentait des accidents hystériques déve-

loppés à la suite d'une émotion intense due à un grand danger qu'il courut. En même temps apparurent les symptômes d'un goitre exophtalmique, Deboye incline à penser que bien souvent la maladie de Graves n'est que secondaire, qu'elle est symptomatique de l'hystérie. Nous citons plus loin l'observation d'une femme hystérique qui fut atteinte de faux goitre exophtalmique en soignant sa mère elle-même basedowienne.

La malade de M. Ballet fut atteinte de maladie de Graves avec hallucinations et idées de persécution étant déjà hystérique.

Observation V
Hystérie et goitre exophtalmique
(Boinet, in *Revue de médecine*, 1898).

Sarrazin, 27 ans, très nerveuse, très impressionnable, nettement hystérique, non arthritique, venait de subir une série de revers lorsqu'elle est obligée, dit-elle, d'entrer, en août 1897, à l'hôpital de la Conception pour une fièvre typhoïde grave ; elle prend un grand nombre de bains froids et, vers la fin de sa convalescence, elle se plaint de palpitations de cœur, elle remarque que son cou grossit et que ses yeux deviennent légèrement saillants. Immédiatement après sa sortie de l'hôpital elle est volée et elle doit se placer chez une cantinière, qui l'obligeait à suivre les troupes à pied en portant des paniers contenant des provisions. Elle entre à l'Hôtel-Dieu, le 15 décembre 1897, dans le service de notre collègue le professeur Laget ; la dyspnée est extrême et augmente par accès ; la respiration est courte, brève, rapide, anhélante, superficielle ; les battements cardiaques sont tumultueux, précipités, à 116, mal frappés ; les bruits du cœur sont sourds, irréguliers, comme dans une attaque d'asystolie, les jugulaires sont fortement dilatées, sans pouls veineux ; il existe un œdème malléolaire assez marqué, les urines sont albumineuses ; la malade fait des réponses incohérentes ; elle ne se souvient plus des faits qui se sont passés pendant les dernières semaines qui ont précédé son entrée à l'hôpital ; elle parle de voleurs, etc. Il existe une véritable chorée d'idées, suivant l'expression de

Sir J. Russel Reynolds. Sous l'influence d'une dose journalière de
60 centigr. de poudre de digitale, la dyspnée se calme, les battements
du cœur se régularisent, ils s'élèvent toujours à 110 ; cette attaque
d'asystolie disparaît. Le quatrième jour on suspend la digitale, il reste
encore de l'œdème malléolaire ; l'albumine a diminué ; l'intelligence
s'éclaircit, la mémoire revient. Le goitre est volumineux ; l'exophtalmie est très marquée, les signes de Græfe, de Mœbius, de Joffroy
font défaut. Le tremblement type Charcot-Marie est très net. Pendant quelques semaines, l'amnésie persiste, les troubles psychiques
ne subissent que de légères modifications ; elle se plaint toujours
de voleurs qui cherchent à lui dérober des objets de piété en or,
etc.; puis elle quitte l'hôpital sans que tous les symptômes basedowiens se soient améliorés.

Observation VI
(Inédite)
Hystérie et goitre exophtalmique chez une arthritique
Due à l'obligeance de M. le docteur Bidon, médecin des hôpitaux

Mme H..., âgée de 42 ans, appartient à une famille dont plusieurs
membres furent des savants distingués. Sa mère est un peu neurasthénique ; son père fut constamment surmené par le travail intellectuel et mourut d'une insuffisance mitrale d'origine arthritique. Ses
nombreux frères occupent de hautes situations et sont en bonne
santé ainsi que ses sœurs.

Elle se maria à 20 ans, mais ne fut pas longtemps heureuse.
Des revers de fortune et surtout l'humeur fantasque de son mari la
firent beaucoup souffrir moralement sans altérer d'abord sa santé.
Puis diverses manifestations arthritiques la tourmentèrent à partir
de 35 ans environ. Elle perdit son entrain, commença à pleurer et à
devenir maussade, puis se plaignit de crises, de douleurs de tête
atroces qui lui étreignaient le crâne. Elle fut soignée sans succès
pendant deux ans pour ces accès de céphalalgie.

Appelé auprès d'elle à ce moment, M. le docteur Bidon constata
en premier lieu un abattement complet des forces, une indifférence
psychique absolue, un endolorissement de toute la tête avec sensation de cercle autour du front, un affaiblissement prononcé du

membre inférieur gauche avec plaque anesthésique dans l'aine du même côté, des accès de palpitations de cœur, un gonflement manifeste du corps thyroïde ; l'exophtalmie paraissait manquer, le tremblement était peu marqué et seulement émotionnel. L'isolement dans un établissement hydrothérapique dissipa presque entièrement cet état.

L'année suivante il y eut une très légère récidive et la malade put être soignée à son domicile ; il n'y eut plus de douleurs de tête, mais seulement un retour de l'affaiblissement de la jambe gauche, et quelques coliques hépatiques ; le cou avait encore une fois un peu grossi, les yeux n'étaient pas saillants et la tachycardie demeurait modérée.

L'état mental consistait en un profond découragement qui confinait à l'aboulie. Cette dame ne demandait qu'à rester immobile, à abandonner tous les soins de son ménage, toutes les résolutions à prendre.

Dès qu'elle sortit de cette période morbide, elle reprit toutes ses anciennes habitudes et redevint alors ce qu'elle était, c'est-à-dire extraordinairement active, faisant face à la direction d'un ménage important, à de nombreuses relations mondaines et à ses devoirs de dame de charité.

Sous l'influence de diverses émotions elle eut ainsi plusieurs récidives toujours caractérisées par un extrême découragement avec torpeur contrastant de la façon la plus manifeste avec la vivacité de corps et d'esprit dont cette dame fit preuve à l'état normal.

Le diagnostic de M. le docteur Bidon était : hystérie légère non convulsive coïncidant avec une forme atténuée de maladie de Basedow, et il attribuait cet abattement à l'hystérie, car il est en opposition avec la forme habituelle des troubles psychiques basedowiens, surtout caractérisés par l'excitation.

Observation VII

(Inédite)

Hystérie. — Goître exophtalmique consécutif à l'excitation génitale.

(Due à l'obligeance de M. le docteur Bidon).

Mme R..., âgée de 25 ans, nettement hystérique. Fille unique, son père est mort à la suite d'une maladie de cœur; sa mère s'est suicidée. Elle-même fut assez calme jusqu'à l'âge de 23 ans, époque à laquelle eut lieu son mariage, trois ans après la mort de la mère, mort qui lui avait causé un profond chagrin.

M. le docteur Bidon, appelé auprès d'elle pour un goître exophtalmique dont le début remontait aux premiers mois du mariage, constate une exophtalmie manifeste, un gonflement thyroïdien sérieux, de violentes palpitations et un tremblement vibratoire. Il ne put, tout d'abord, trouver la cause de ces désordres dont voici d'ailleurs l'évolution : dès les premiers jours de son entrée en ménage, son mari l'avait trouvée très énervée, sursautant au moindre bruit et se montrant particulièrement violente avec lui. Son caractère était devenu très mobile ; elle passait facilement du rire aux larmes, mais était généralement triste et souffrait, de plus, d'une insomnie tenace ; pas de crises d'hystérie. Environ six mois après le mariage, commencèrent des palpitations, puis le cou se mit à grossir très graduellement et les yeux firent peu à peu une saillie remarquable qui donna bientôt un faciès tout autre que celui indiqué par une photographie faite à l'époque des fiançailles. Le tremblement est survenu en dernier lieu.

Les troubles psychiques rendent la vie commune impossible et c'est pour cela que le mari veut faire traiter sa femme. Mais M. Bidon remarque bientôt chez lui le parti-pris d'empêcher toute confidence de sa femme, et celle-ci, malgré une volubilité de parole exubérante, ne dit rien qui puisse faire soupçonner l'étiologie de l'affection : on constate seulement une grande animosité contre le mari et le besoin incessant de changer de place. Il s'agit, quoique à un degré très atténué, d'une véritable excitation maniaque.

M. Bidon ne revoit plus cette famille de quelque temps. Cinq ou six mois après, il apprit que le divorce avait été prononcé entre les conjoints et que la femme était guérie. Il eut l'occasion de rencontrer, un peu plus tard, cette dame, et constata une simple atténuation du goitre et de l'exophtalmie, le tremblement était à peu près aboli, les palpitations avaient cessé, les troubles psychiques avaient disparu ; elle vivait seule et avait l'air très calme. Longtemps après, M. le docteur Bidon apprit, d'une source indirecte mais sûre, que la cause du désaccord conjugal, source de tous ces troubles, était une malformation génitale du mari, ne permettant que des rapports très incomplets.

Cette observation est curieuse au point de vue de l'étiologie. On peut en rapprocher un autre cas observé par M. Bidon et rapporté dans la thèse de doctorat de M. P. Reymond ; il s'agit d'une femme de 30 ans, qui, sous l'influence du surmenage et de l'alcoolisme, voit apparaître un goitre exophtalmique accompagné de vive excitation génitale dont la satisfaction donne lieu à des crises hystériques.

Nous croyons intéressant de terminer ce chapitre des relations de l'hystérie et de la maladie de Basedow en rapportant le cas suivant, dû à l'obligeance de M. le docteur Bidon, dans lequel il s'agit de la fille d'une malade atteinte de goitre exophtalmique, dont on trouvera l'observation plus loin, page 81.

Observation VIII
(Inédite)
Hystérie simulant la maladie de Basedow.

Mlle J... est une grande et solide personne de 22 ans. Au milieu des malheurs qui ont ruiné sa famille, elle a pris en main la direction du ménage, s'est courageusement mise au travail, et, en donnant des leçons, a pu vivre avec sa mère et subvenir à l'éducation de sa sœur cadette.

Elle se prit cependant à désespérer, quand elle vit sa mère tomber malade. La mauvaise humeur de celle-ci, qui ne cessait de critiquer tout sans agir elle-même, la découragea tout à fait. D'autre part, les plaintes perpétuelles de la mère au sujet des palpitations, du tremblement, de l'incapacité de travail, et par-dessus tout de l'insomnie, mirent la fille dans un perpétuel état d'angoisse. Aussi ne tarda-t-elle pas à éprouver elle-même des palpitations et du tremblement vibratoire ; le sommeil, lui aussi, devint moins bon et entrecoupé de cauchemars ; puis elle s'essoufla et s'aperçut que son cou augmentait de volume.

Examinée à cette époque, on constate un peu de proéminence des globes oculaires et de l'hémianesthésie gauche avec rétrécissement concentrique du champ visuel gauche, sans attaques convulsives ni autres désordres. Le diagnostic de goitre exophtalmique, associé à l'hystérie, fut posé ; on prescrivit un traitement hydrothérapique et, 1/2 milligramme de sulfate d'atropine par jour, traitement qui, du reste, ne fut pas exécuté.

La jeune fille finit par comprendre que sa mère n'était pas en danger de mort, et, au contraire, allait de mieux en mieux Elle se remit au travail avec plus d'ardeur que jamais et se rassura sur son propre état. Aussi bientôt la gaîté qui l'avait abandonnée revint, et le calme dont elle jouissait à la maison aidant (sa mère était entrée à l'hôpital), tout rentra dans l'ordre. Bientôt après, palpitations et tremblement s'arrêtèrent à leur tour ; le sommeil redevint tout à fait normal ; goitre et exophtalmie diminuèrent simultanément.

Aujourd'hui, *neuf ans après* cette maladie, Mlle J... a les yeux normaux et le cou un peu renflé à la base par une légère saillie thyroïdienne. Son cœur bat régulièrement 75 pulsations environ à la minute.

Le tremblement est si minime, qu'on ne peut le manifester qu'en faisant tenir horizontalement une tige, un crayon par exemple, par une extrémité entre le pouce et l'index. L'esprit est calme et gai, l'entrain parfait. Seulement, la sensibilité est un peu moindre du côté gauche et le champ visuel un peu moins étendu du même côté.

Chorée. — On a observé quelques malades atteints de goitre exophtalmique qui présentent en même temps des mouvements choréiformes caractéristiques ; a-t-on affaire dans ces cas à

de la chorée vraie ou bien seulement à des mouvements
choréiformes symptomatiques de la maladie de Basedow ?

En 1864, Gros cite une observation de goitre exophtalmique
avec mouvements choréiformes atteignant les membres supérieurs et inférieurs, le cou et la face. Plus tard, en 1876, au
Congrès de l'Association française pour l'avancement des
sciences, M. le professeur Gagnon étudie les rapports du goitre
exophtalmique et de la chorée, et rapporte qu'il a observé
cinq cas, dont l'un chez une petite fille de 8 ans. Il insiste sur
une observation qui lui paraît particulièrement intéressante et
que nous reproduisons.

Observation IX

Il s'agit d'une jeune fille de 12 ans, non réglée, qu'on amena à
sa consultation à la fin d'octobre 1872. Elle est d'un tempérament
nerveux ; elle n'a jamais eu de rhumatisme.

Depuis un mois elle maigrit, son caractère se modifie ; à la pension
elle refuse de jouer avec ses amies. Elle éprouve des palpitations.
Examinée à ce moment, on ne constate que des palpitations sans
voussure précordiale, sans souffles ; les claquements valvulaires sont
très secs, très sonores. Le pouls compte 130 pulsations à la minute,
le thermomètre monte à 39 degrés. Enfin on observe très nettement
de l'hypertrophie du corps thyroïde à droite ; à ce niveau, le stéthoscope permet de percevoir un mouvement net d'expansion, accompagné d'un souffle intermittent. Les paupières sont largement ouvertes,
le regard a quelque chose de fixe et d'étrange ; il y a de l'épiphora.
L'acuité visuelle est normale.

En présence de symptômes aussi caractéristiques, il était impossible de méconnaître l'existence de la maladie de Graves.

Deux ans après, en janvier 1875, cette malade éprouve des symptômes de chorée ; ceux-ci furent localisés d'abord, mais ne tardèrent
pas à se généraliser. On administra alors des préparations arsenica-
les, concurremment à la digitale qui avait fait la base du traitement

dès le début de la maladie. Au mois de mars suivant, tout signe de chorée avait disparu.

De l'examen de ce fait, M. Gagnon se croit autorisé à tirer les conclusions suivantes : 1° la maladie de Graves peut se voir avant la puberté ; 2° elle peut être accompagnée de chorée générale ou partielle (chorée cardiaque) ; 3° cette chorée, qui ne peut être imputée au rhumatisme, doit être de nature réflexe.

Dans la discussion qui suivit, M. Teissier (de Lyon) indique que ces manifestations choréiformes sont dominées par une excitation du grand sympathique à laquelle on peut rapporter le tremblement qui se manifeste dans la maladie de Graves et dont les mouvements désordonnés de la chorée peuvent bien n'être qu'une exagération. Toutefois, une certaine prédisposition semble nécessaire pour la production de ces phénomènes.

En 1881, Guéneaud de Mussy rapporte l'observation d'une jeune femme de 19 ans, qui, peu de temps après l'apparition d'un goître exophtalmique, présenta des mouvements choréiformes si violents que la malade ne pouvait marcher. De plus, des perturbations mentales allant jusqu'au délire avaient apparu ; au bout de quelques mois, mouvements choréiformes et troubles psychiques disparurent.

Raymond et Sérieux, Deléage rapportent des observations semblables.

Le cas le plus récent que l'on trouve dans la littérature médicale est celui rapporté par Dieulafoy dans ses leçons cliniques et que nous résumons plus loin, car la malade dont il s'agit présentait des troubles psychiques considérables : dans le cours d'une maladie de Basedow avaient apparu des mouvements choréiformes très nets, localisés aux mains, aux jambes, à la tête et à la face (voir p. 63).

Dans quelques-unes des observations que nous venons de citer, on rencontre des troubles psychiques. On sait, d'autre part, que la chorée de Sydenham est quelquefois accompagnée d'aliénation mentale décrite par les auteurs sous le nom de *folie choréique*. Si, dans les cas qui nous occupent, l'on avait affaire à de la chorée de Sydenham vraie, ne pourrait-on point y voir la cause de ces troubles psychiques ? Certains auteurs, parmi lesquels Kohler, Mœbius, Dach, croient qu'il s'agit de chorée véritable, tandis que d'autres pensent qu'au contraire, on ne doit considérer ces mouvements choréiformes que comme un symptôme de la maladie de Basedow. Quelle est l'opinion qui paraît la plus rationnelle ? Dieulafoy pense qu'il ne s'agit que de mouvements choréiformes, et la raison qu'il en donne est excellente : on ne voit jamais survenir le goitre exophtalmique chez les malades atteints de chorée ; c'est le contraire qui se produit toujours. Si la chorée et le goitre exophtalmique étaient deux maladies distinctes, associées, on verrait certainement dans certains cas la chorée précéder le goitre exophtalmique. Or, la science ne relate pas un seul cas de ce genre. Les mouvements choréiformes constitueraient, avec le tremblement et les paralysies, la triade des troubles de la motilité.

Il nous paraît donc logique d'écarter la chorée de Sydenham comme cause des perturbations mentales pouvant survenir dans le cours de la maladie de Basedow.

Épilepsie. — Les convulsions épileptiformes s'observent assez fréquemment chez les malades atteints de goitre exophtalmique. La plupart des auteurs rappellent l'observation de ce malade de Gildemeester chez lequel des crises épileptiques remontant à plusieurs années auraient disparu au moment où se développa la maladie de Graves.

Ballet a pu réunir cinq observations analogues, qu'il répartit en deux catégories : dans les premières, on rencontrerait l'épilepsie essentielle ; il y aurait donc association des deux maladies qui n'auraient entre elles aucune relation ; dans les secondes, on aurait affaire à des attaques épileptiformes consécutives au goitre lui-même et sous la dépendance de la perturbation cardiaque agissant sur la circulation cérébro-bulbaire. Voici le résumé des observations de Ballet, relatives au mal comitial légitime, à laquelle on peut en ajouter une rapportée par Boinet :

Observation X

Jeune fille sans aucun antécédent, ni héréditaire, ni personnel, présentant tous les symptômes d'un goitre exophtalmique. Deux ans après, apparition d'un premier accès d'épilepsie. Les attaques se produisent en général sous l'influence d'une contrariété ou lorsque la malade a besoin de manger. Le début des accès n'est pas toujours brusque ; quelquefois on constate des vertiges.

Dans ce cas, l'épilepsie paraît avoir succédé à l'apparition du goitre exophtalmique ; mais, étant donné les caractères des accidents épileptiques, l'existence de vertiges typiques, Ballet se croit autorisé à voir là un mal comitial vulgaire.

Observation XI

Jeune homme présentant tous les symptômes du goitre exophtalmique. Avant l'apparition des accidents qui précèdent, et, durant plusieurs années, il a eu des crises d'épilepsie traitées par le bromure qui disparaissent à mesure que se développe le goitre exophtalmique.

Observation XII

(Boinet, *Revue de Médecine*, 1898)

M...., âgé de 21 ans, fort bien constitué, non arthritique, nerveux, bizarre, est sujet, depuis six ans, à des attaques survenant brusquement accompagnées de pâleur, de perte complète de connaissance. Tout récemment, il avait été incorporé, et il fut pris d'une de ces attaques pendant l'exercice : il fut réformé pour épilepsie. Le début de la maladie de Basedow remonte à trois ans et suivit de près une forte contrariété ; quelques mois après, il s'aperçoit d'une assez forte hypertrophie du corps thyroïde. Actuellement, il a, en outre du tremblement, une accélération du pouls, quelques accès de palpitations et une légère exophtalmie.

Dans un cas de Delasiauve, les symptômes du goitre exophtalmique se sont développés longtemps après les premiers accidents convulsifs qui ne peuvent être par conséquent pas, placés sous la dépendance de la maladie de Basedow.

Il paraît donc n'y avoir dans ces quatre faits aucun rapport de cause à effet entre ces deux affections concomitantes.

D'autre part, Ballet rapporte deux observations de goitre exophtalmique, accompagné d'accès épileptiformes qu'il croit pouvoir regarder comme des épiphénomènes accessoires au cours d'une maladie de Basedow. Dans la première, les convulsions se développent lorsque le cœur devient intermittent et disparaissent avec cette intermittence cardiaque sous l'influence du bromure de potassium et de la digitale. Dans la seconde, la relation de cause à effet n'est pas aussi nette ; cependant l'absence de tout signe de mal comitial antérieurement à l'apparition du goitre exophtalmique, le petit nombre des accès consécutivement au développement de cette dernière affection paraissent constituer pour Ballet des présomptions en faveur de l'épilepsie symptomatique.

Qu'il nous soit permis, avant de terminer ce chapitre, de rapporter un cas observé par M. le Docteur Bidon et qui paraît ne point avoir de relations avec le sujet qui nous occupe. Il s'agit d'une jeune femme qui présentait une zone épileptogène au niveau de la glande thyroïde légèrement hypertrophiée. Chaque fois qu'on palpait le corps thyroïde, une crise classique de mal comitial avait lieu : chute en avant, convulsions toniques, cloniques, morsure de la langue, incontinence d'urine, etc., en un mot on n'observait rien qui puisse faire penser à l'hystérie. Ne pourrait-on voir aucune espèce de rapport entre ce fait et les crises d'épilepsie observées chez certains malades atteints du goître exophtalmique ?

On tend, aujourd'hui, à restreindre de plus en plus le champ de l'épilepsie essentielle pour faire la part plus grande à l'épilepsie symptomatique ; ne faudra-t-il pas classer le plus grand nombre des convulsions épileptiformes que l'on rencontre dans la maladie de Basedow, comme un symptôme de cette dernière affection, au même titre que les mouvements choréiformes ?

CHAPITRE IV

MODIFICATION DU CARACTÈRE, DE L'INTELLIGENCE ET DE LA VOLONTÉ

La maladie de Basedow est constamment accompagnée de modifications profondes du côté de la sphère psychique. Que l'on parcoure les observations de malades atteints de goitre exophtalmique, et l'on constate dans la grande majorité des troubles du caractère, de l'intelligence, de la volonté. Ils présentent presque tous un état mental particulier, que l'on considère à juste titre comme symptomatique de la maladie ; et ce n'est point du délire ni de l'aliénation mentale. Dès le début, souvent bien avant que les principaux symptômes du goitre exophtalmique aient commencé à se montrer, on observe des altérations du caractère.

C'est d'abord une excitabilité générale et indéfinissable du système nerveux, une instabilité extrême. Les malades sont poursuivis par un incessant besoin d'agir, de se déplacer ; ils ne peuvent tenir en place et changent constamment de besogne. De réservés qu'ils étaient, ils deviennent loquaces, parlent à tout propos avec une excessive volubilité. Qu'on discute avec eux, qu'on les pousse sur un sujet quelconque, et on les voit bientôt se lancer dans des paradoxes qu'ils se seraient gardés de soutenir à l'état normal. Sans motif ou bien pour des motifs futiles, ils deviennent irascibles, emportés même ; ils passent sans transition de la gaîté la plus enthousiaste au découragement le plus profond. Cette excitabilité psychique est encore exagérée par l'insomnie, symptôme constant pour ainsi dire dans le goitre exophtalmique. Et lorsqu'ils ne sont pas en proie à une insomnie trop complète, ils sont assez fréquemment tourmentés par des cauchemars qui troublent le peu de sommeil dont ils disposent, les effrayent au plus haut degré, leur font pousser des gémissements et souvent les éveillent en sursaut.

Trousseau avait signalé ces phénomènes psychiques dans l'intéressant chapitre de ses Cliniques qu'il consacre à l'étude de la maladie de Graves : « Les modifications de caractère sont telles, que la vie devient très difficile pour les gens qui entourent les malades, lesquels sont irascibles, ingrats et d'une exigence qui ne trouve d'excuse que dans la maladie. Nous avons vu une jeune fille, ordinairement d'un caractère doux, devenir emportée, irrespectueuse, et dont les emportements menaçaient d'aller jusqu'à la violence. A côté des modifications de caractère, nous notons l'insomnie, cruelle complication qui par, sa persistance, jette les malades dans un extrême découragement ; ils s'agitent, ne trouvent pas de position convenable, il leur tarde de voir paraître le jour ; ils sont accablés de fatigue et ne peuvent goûter un moment de repos. » Des perturbations mentales sont signalées dans toutes les observations que le maître rapporte au cours de sa leçon ; il en fait même un des éléments de diagnostic et les place au point de vue de l'importance à côté de l'exophtalmie et des palpitations.

En 1873, Ball étudie les mêmes troubles : « Chez presque tous les sujets atteints de goitre exophtalmique, il existe un certain degré d'exaltation intellectuelle et morale ; ils présentent presque tous des singularités, des idées bizarres.... Ces manifestations morbides peuvent aller jusqu'à la nuance la plus aiguë et entraîner l'application de la camisole de force. »

Le même auteur confirme plus tard cette opinion dans son *Traité des Maladies mentales.*

Voici ce que dit Jaccoud dans son *Traité de Pathologie interne :* « Pour peu que la maladie soit accusée, la fatigue, l'anxiété, l'insomnie donnent lieu à des troubles nerveux de divers ordres ; le caractère devient sombre et irritable, le patient tombe dans une mélancolie taciturne ou bien il est en proie à une agitation fébrile ; dans les cas extrêmes, l'idéation peut être complètement troublée.... »

A l'étranger, Rosenthal (1878), Hammond (1879) indiquent aussi la constance de ces troubles cérébraux ; ce dernier auteur s'exprime ainsi : « ... leur caractère subit souvent un changement notable ; des individus doux et tranquilles deviennent violents, soupçonneux et irritables. »

M. Joffroy insiste en ces termes sur les altérations du caractère au début du goitre exophtalmique : « Le malade est inquiet, souvent en proie à une activité exagérée et cependant incapable d'un travail méthodique ou d'un effort cérébral prolongé. Et si un certain nombre de malades semblent affectés et jusqu'à un certain point déprimés par leur maladie, d'autres paraissent agités. De sorte que déjà dans les premières modifications imprimées au caractère des malades par le goitre exophtalmique, on retrouve facilement une forme avec excitation et une forme avec dépression. »

L'humeur instable, inégale, des malades finit souvent par aboutir à une insociabilité complète. On trouve dans la thèse de Mme Pilet-Fouet l'observation d'une jeune fille qui à la moindre contrariété brutalisait ses sœurs, non seulement par ses paroles, mais encore par des voies de fait ; son langage était devenu extrêmement grossier, et comme elle présentait des maux de tête et de l'inaptitude au travail, les parents, craignant une maladie cérébrale, la montrèrent à un médecin qui reconnut l'exis-

tence d'un goitre exophtalmique au début. Ce cas montre à
quel point peuvent être pervertis les sentiments affectifs. Les
malades exigent beaucoup de leurs proches, sont difficilement
satisfaits et jamais réconnaissants. Leur indifférence à tout ce
qui leur est cher va parfois jusqu'à l'aversion la plus complète même pour des personnes de leur entourage, alors qu'il
n'y a aucun raison pour qu'il en soit ainsi.

On observe de plus chez les basedowiens une déchéance
notable des facultés intellectuelles caractérisée par de la dépression morale avec perte de la mémoire et affaiblissement de
la volonté.

Dans presque tous les cas de goitre exophtalmique, on observe de l'affaiblissement de la mémoire : les malades confondent, brouillent les détails ; ils ne se rappellent plus le lendemain ce qu'ils ont fait la veille ; ils ne peuvent plus conserver
intactes en leur cerveau les impressions qui s'y produisent ; ils
relisent plusieurs fois quelques lignes sans pouvoir ensuite se
souvenir de ce dont il s'agit dans ces lignes. Boéteau rapporte le
cas d'une malade qui ne se rappelait pas, étant à l'hôpital, le
numéro du lit qu'elle occupait. Une institutrice intelligente et
d'un bel avenir présentait, au début d'un goitre exophtalmique
dont elle fut guérie par les courants continus et les toniques, un
tel affaiblissement de la mémoire, qu'elle ne pouvait se rappeler
comme auparavant, au moment précis où cela lui était nécessaire,
le passage des écrivains auxquels elle faisait allusion dans ses
cours ; elle conservait encore assez bien le souvenir des faits
historiques, mais se souvenait mal des dates. Charcot, Wesphal
signalent des malades chez lesquels la mémoire est si affaiblie
qu'ils ne se rappellent absolument de rien et que même toute
lecture devient impossible, car ils oublient ce qu'ils viennent de
lire quelques lignes auparavant.

A côté de cet affaiblissement de la mémoire, on note fréquemment la fatigue rapide de l'intelligence, et comme conséquence une diminution considérable de la volonté. Une malade que cite Boéteau ne pouvait penser sans fatigue ; suivre une idée était pour elle une souffrance intolérable, et elle ne répondait que par des monosyllabes aux questions qui lui étaient adressées. Que certains malades atteints de goitre exophtalmique essayent de faire une lecture un peu prolongée, et bientôt ils sont pris d'une violente céphalalgie frontale; ils sont obligés d'abandonner inachevé tout travail commencé, et se laissent facilement aller à l'inertie, au désœuvrement, à la passivité la plus complète ; et le plus souvent ils se rendent parfaitement compte de leur état, car ils font part au médecin de l'état de vacuité de leur cerveau.

Cette inertie les amène à une aboulie à peu près complète qui contraste le plus souvent avec leur manière d'être antérieure : alors qu'ils étaient énergiques, fermes, courageux, il leur devient impossible de se décider, de prendre une résolution ferme, de surmonter la moindre difficulté. Nul encouragement, nul reproche ne les sortirait de leur apathie, le besoin lui-même ne les mettrait en mouvement. M. Gombault cite le cas d'une malade qui en était arrivée à une telle indifférence qu'elle se plaignait qu'on lui accordât les soins les plus élémentaires, qu'on l'obligeât à manger, à boire, à se lever pour permettre de faire son lit... Une autre malade en était arrivée à négliger tous les soins de son ménage ; elle abandonnait à eux-mêmes ses enfants, les laissait constamment courir dans la rue, ne préparait point le dîner de son mari, qui fut obligé de manger au restaurant.

De plus, les malades ayant tant de peine à fixer leur volonté prennent rapidement des résolutions différentes et passent d'une décision à une autre dès que le moindre obstacle est soulevé.

Ces diverses modifications du caractère, de l'intelligence et de la volonté chez les malades atteints de goitre exophtalmique ne sont pas sans importance, car ils ont parfois aidé à établir la diagnostic dans des cas frustes de maladie de Basedow. C'est pourquoi le médecin doit les avoir toujours présents à la mémoire.

CHAPITRE V

DÉLIRES

Dans l'étude des troubles psychiques que l'on observe chez les malades atteints de goitre exophtalmique, il est nécessaire d'établir une distinction aussi nette que possible entre le délire, qui n'est qu'un accident passager, et les diverses formes d'aliénation mentale qui, au contraire, doivent être considérées comme des maladies chroniques à évolution bien déterminée. Toutefois, on doit reconnaître qu'il n'est pas toujours facile de tracer une ligne de démarcation entre ces deux états et d'indiquer où finit le délire, où commence l'aliénation mentale.

Cependant, il semble que l'on puisse réunir un certain groupe de faits dans lesquels les troubles psychiques liés à la maladie de Basedow ne sont que de simples états délirants d'une durée limitée, ne présentant pas la marche ni l'aspect d'une véritable vésanie.

Dans un certain nombre de cas, le délire paraît être provoqué par l'intoxication dont le point de départ se trouve dans un trouble du fonctionnement de la glande thyroïde et dont l'action se manifeste directement sur les centres corticaux. M. Renaut (de Lyon), cite l'observation d'une malade chez qui, après enquête très minutieuse, on n'a constaté aucune maladie nerveuse proprement dite ; elle ne présente aucun stigmate suspect au point de vue de l'hystérie; il n'y a aucune espèce d'affections

4

cérébrales chez les ascendants. Dans le cours d'un goitre exophtalmique dont elle est atteinte, éclate un délire aigu avec vagues idées de persécution et impulsions irrésistibles telles qu'à la sortie de l'hôpital, la malade se jette au Rhône. Puis, après quelques mois, tout rentre dans l'ordre au point de vue mental, en même temps que les symptômes du goitre exophtalmique s'atténuent rapidement. Il paraît difficile de contester dans ce cas qu'il n'y ait une relation directe de cause à effet entre le délire et la maladie de Basedow. Ne pourrait-on voir là un délire dû à l'intoxication produite par le fonctionnement vicieux du corps thyroïde altéré?

Certains auteurs, nous l'avons dit dans un précédent chapitre, ont voulu voir dans l'hystérie l'origine du délire qui nous occupe; ils se basent sur ce fait que, dans certains cas, ce délire est constitué par des hallucinations hypnagogiques, dont on a voulu faire le propre de cette névrose. Doit-on être aussi exclusif, même dans le cas où au goitre exophtalmique est liée l'hystérie? Nous citerons d'abord à ce sujet deux observations.

Observation XIII

(Résumée)

Maladie de Basedow. — Idées de persécution. — Hallucination hypnagogique

(Ballet, Soc. méd. des hôpitaux, 1890)

Homme de 33 ans, présentant des antécédents héréditaires, nettement hystérique et atteint de maladie de Basedow. Ce malade a des idées de persécution; constamment inquiet, toujours défiant, il est extrêmement difficile de capter sa confiance et d'obtenir des réponses. Il est convaincu qu'on lui en veut, qu'on le persécute, aussi a-t-il horreur de la société et recherche-t-il la solitude. Au café, il remarque que des voisins parlent de lui; aussi se hâte-t-il de sortir. A l'hôpital, il se méfie de ses voisins, les infirmiers lui en veulent. Il accuse son père, envers lequel il s'est livré à des voies de fait. Il a tenté de se suicider. La nuit, il a des hallucinations de la vue : il voit ses oncles morts, il voit des juges qu'il a eu réellement sous les yeux au Palais de justice, il voit les gendarmes, il entend des cliquetis de sabres, etc. ; il voit d'abord ces personnes en rêve, puis continue son cauchemar tout éveillé.

Tout d'abord, on remarque qu'il ne s'agit pas chez ce malade d'un délire de persécution, syndrome plus ou moins bien déterminé auquel tous les auteurs s'accordent à reconnaître une évolution spéciale et peut-être une étiologie spéciale ; ce sont de simples *idées* de persécution, symptôme relativement banal qui se rencontre dans une foule de situations cliniques différentes. De plus, les hallucinations hypnagogiques sont très nettes. Il en est de même dans l'observation qui suit.

Observation XIV

Maladie de Basedow. — Troubles psychiques. — Hallucinations hypnagogiques
(Joffroy, Société médicale des hôpitaux, séance du 11 avril 1890)

Il s'agit d'une jeune fille de 25 ans, présentant depuis cinq mois les symptômes de la maladie de Basedow, tachycardie, palpitations; pouls habituel de 112 à 120 ; tremblement des mains, tumeur thyroïdienne assez volumineuse, dure, avec battements perçus par la malade et appréciables au toucher ; très peu d'exophtalmie.

Cette malade, qui a toujours été très nerveuse, très impressionnable, a eu autrefois et à plusieurs reprises des syncopes, des accès de dyspnée avec constriction laryngée et des bizarreries de caractère. Elle présente un peu d'ovaralgie gauche, bref des signes suffisants pour admettre une léger degré d'hystérie.

Elle a vu, il y a déjà longtemps, un chien enragé et a eu une très grande peur. Pendant les deux années qui ont suivi, elle a souvent revu dans un rêve pénible cet animal tel qu'elle l'avait vu une première fois, puis, peu à peu, ce cauchemar est devenu de plus en plus rare et enfin avait disparu depuis plusieurs années, quand, il y a cinq mois, est survenue la maladie de Basedow.

Actuellement, cette malade fait de nouveau ce rêve, se réveille dans un état de malaise et de frayeur, et tout en étant éveillée, elle continue non pas à représenter mais à voir l'animal, avec l'œil mauvais, la queue entre les jambes, marchant d'une allure un peu pressée, absolument comme s'il s'agissait d'une réalité. Cette hallucination persiste pendant un temps très appréciable, peut-être plus de cinq minutes.

Tout d'abord, quand la malade se réveille, elle est sous l'illusion entière de l'hallucination, puis, peu à peu, la conscience revient, la malade constate qu'elle est dans son lit, dans sa chambre, dans l'obscurité et qu'elle est victime d'une sensation imaginaire ; mais, malgré tout, l'hallucination persiste encore quelque temps avec une netteté toute matérielle.

D'autres fois, la malade a l'illusion que sa chambre, au milieu de l'obscurité de la nuit, est éclairée par une lumière blanche analogue à celle de la lumière électrique. Mais elle constate facilement qu'il ne s'agit là que d'une fausse sensation, puisqu'elle ne peut, quoique la lumière soit intense, apercevoir les meubles ou les objets qui sont autour d'elle.

Je mentionnerai encore l'hallucination suivante, débutant comme la première par un cauchemar. Un homme cherche à pénétrer dans la chambre par effraction, et la malade l'aperçoit nettement au travers des rideaux transparents de la fenêtre. Elle se réveille en sursaut, continue à être en proie à une grande frayeur, à voir la silhouette du malfaiteur ; puis, la conscience revenant, elle se dit que cela ne peut pas être, puisque des rideaux très épais sont soigneusement tirés et qu'on ne pourrait apercevoir un homme derrière la fenêtre. Mais, malgré tout, l'hallucination persiste encore quelque temps.

Au lieu de chercher dans l'hystérie une explication commode de ces hallucinations hypnagogiques, ne vaudrait-il pas mieux essayer d'appliquer à ces observations les nouvelles idées sur les délires dus aux auto-intoxications, qu'ont si bien étudiés MM. Régis, Chevalier-Lavaure, Séglas? Dans ces dernières années, sous l'impulsion de Bouchard, on a fait une place considérable aux maladies toxi-infectieuses, et l'attention a été plus particulièrement attirée vers les délires qui peuvent les accompagner. On est arrivé à cette conclusion que les délires auto-toxiques sont analogues aux délires exo-toxiques, dont le type est le délire alcoolique. L'exemple suivant, dû à M. le professeur Mairet, peut être pris pour type de délire exo-toxique : Un individu, sous l'influence d'un excès alcoolique, revoit, dans son rêve, les gendarmes qui l'ont arrêté une fois; ils le saisissent, il les entend parler, il marche à côté d'eux; à un moment donné, il s'éveille et continue son rêve. Il voit toujours les gendarmes, il sent la pression des menottes, il traverse une ville, passe un pont, entre à la prison, se jette sur le lit, et à ce moment précis, tout disparaît. Ce malade ne présentait pas le moindre stigmate d'hystérie.

« Tout d'abord, dit M. Régis, et c'est là une particularité importante qui les distingue d'emblée des vésanies pures, les délires toxi-infectieux, au moins dans leur forme habituelle, sont essentiellement des *délires de rêve* ou *oniriques*. Ils naissent, en effet la nuit dans l'état hypnagogique, sont constitués par des associations automatiques et hallucinatoires d'images et de souvenirs antérieurs, et lorsque, à un degré plus marqué, ils persistent le jour, c'est par une sorte de continuation diurne du rêve délirant qui s'est prolongé après un réveil resté incomplet. Il n'est pas sans intérêt de faire remarquer que ce caractère onirique ou de rêve des délires toxi-infectieux les rapproche encore davantage du délire alcoolique. »

Il paraît donc nécessaire d'assigner une large place à l'intoxication par trouble de fonctionnement de la glande thyroïde dans la genèse du délire exophtalmique.

Les troubles de la nutrition, si fréquents dans la maladie de Basedow, doivent aussi être mis en cause dans la production du délire qu'on observe alors à la fin de la maladie, lorsque se produit la cachexie. C'est, en général, un délire à forme maniaque, dont les améliorations et les aggravations coïncident avec celles que peut présenter le goitre exophtalmique. Andrew, Morrell Mackenzie, Savage, Drummond, rapportent à ce sujet des observations intéressantes. Nous ne reproduirons que deux cas publiés récemment (1898) par Henry Barton Jacobs (de Baltimore).

Observation XV

Goitre exophtalmique depuis dix ans. — Symptômes généraux variant en intensité. — Grande agitation. — Développement des symptômes du délire. — Amaigrissement rapide. — Cachexie. — Mort.

Mme G..., âgée de 37 ans, fut admise à l'hôpital le 15 avril 1895.

Antécédents héréditaires.— Père mort subitement à l'âge de 65 ans; mère morte à 74 ans : n'était ni nerveuse, ni irritable. La malade avait deux sœurs et deux frères. Chez une sœur le goitre se développa à l'âge de 36 ans ; celle-ci avait de l'exophtalmie, des palpitations, une extrême irritabilité; elle mourut subitement à l'âge de 39 ans, après une longue promenade. Une nièce, fille d'une sœur bien portante, maintenant âgée de 36 ans, a le goitre depuis la naissance de son premier enfant.

Antécédents personnels. — Avant sa maladie actuelle, Mme G... était exceptionnellement bien portante. A l'exception des quelques maladies propres à l'enfance, elle n'avait jamais rien eu. Elle s'était mariée à 19 ans, avait eu trois enfants. Le dernier a maintenant 9 ans.

Maladie actuelle. — Un léger goitre se développa il y a environ dix ans. Bientôt survinrent brusquement les palpitations pendant la nuit. Tandis qu'elle était enceinte de son dernier enfant, les palpitations devinrent de plus en plus fortes pour cesser ensuite pendant deux ans. Son mari affirme que pendant l'été dernier ses yeux ne furent jamais proéminents, mais toujours un peu brillants. Elle s'occupait toujours de son ménage, bien qu'elle fût plus agitée que d'habitude. Elle n'avait jamais eu la diarrhée, l'appétit était bon, l'intestin en bon état. Elle n'éprouvait pas le besoin fréquent d'uriner et l'urine n'était pas plus abondante, mais fortement troublée. Elle vint à l'hôpital pour demander qu'on lui fît une opération sur la glande thyroïde, espérant obtenir un bon résultat.

A son admission, elle présentait tous les caractères d'un goitre exophtalmique très prononcé ; dans les artères périphériques on observe quelques troubles vaso-moteurs. Le pouls capillaire était marqué, les battements dans les artères étaient extrêmes et la peau était constamment rouge. Elle était naturellement un peu inquiète et excitée, et comme les palpitations l'empêchaient de garder le sac de glace, on le lui mettait seulement parfois dans la journée. Le pouls accusait de 115 à 140 pulsations.

Rien de spécial à noter de 4 à 5 jours, sinon un peu d'excitation ; elle restait au lit. Le pouls était allé jusqu'à 140 le 22e jour. Après le vingtième jour elle devint plus agitée et avait quelque peine à garder le lit. Une nuit, elle devint si bruyante qu'on dut la transporter dans une salle où elle était seule.

L'hyoscine donnée en injections hypodermiques parut l'avoir calmée pendant un certain temps. Elle avait cependant un incessant besoin de parler, se jetant hors de son lit ; il lui était tout à fait impossible de garder longtemps le repos.

Vers les 25e, 26e, 27e jours, elle était devenue beaucoup plus mal. Elle avait de la difficulté pour rester au lit, elle criait constamment et était dans un état d'agitation extrême. Elle ne reconnaissait plus personne, il était impossible de la faire manger et de lui faire garder sur elle ses couvertures. Le pouls était constamment à 150, la peau d'une rougeur intense, surtout autour des articulations. L'amaigrissement était extrême.

Vers les 28e et 29e jours, elle devint encore plus mal ; la langue était sèche ; l'excitation était cependant moins intense, il y avait plus de prostration, bien que le pouls atteignît alors de 170 à 180 pulsations. La température du début s'élevait aux environs de 100° Farenheit (38° C.)

Dans la nuit du 29e au 30e jour, elle perdit connaissance. Le pouls devint plus rapide, on ne pouvait plus le compter facilement. Entre le matin et midi des observations étaient faites à chaque instant et le pouls se maintenait dans les environs de 140 degrés.

Elle mourut le trentième jour, à 3 heures de l'après-midi.

Aucune autopsie ne fut faite.

Observation XVI

Goitre exophtalmique depuis une année. — Amaigrissement très marqué.—
Délire. — Mort.

A son admission, la malade avait déjà, à un degré très marqué,
plusieurs des caractères distinctifs de la maladie, insomnie et agitation. Elle rougissait instantanément dès qu'on approchait de son
lit, et un érythème général se développait sur la poitrine et l'abdo-
men lorsque ces parties étaient exposées à l'air. Son cas cependant
ne présentait rien de particulier jusqu'à l'apparition des symptômes
psychiques. Voici son histoire :

Allemande, âgée de 19 ans, elle avait été très bien, aussi loin
qu'elle puisse se souvenir. Il n'y avait jamais eu de troubles nerveux
dans sa famille ; il y a environ deux ans elle pesait 140 livres et
paraissait très robuste, d'après une photographie d'alors. Elle mangeait bien; sa physionomie ne paraissait pas intelligente ; elle n'avait
jamais eu aucune maladie. Elle travaillait beaucoup à l'école. Réglée
à 15 ans, la menstruation était devenue très irrégulière depuis le
début de sa maladie ; elle n'avait plus rien eu depuis environ huit
mois.

Maladie actuelle. — En mars 1896, elle devint nerveuse et très
inquiète, un rien l'épouvantait. Les personnes qui vivaient auprès
d'elle s'étaient aperçues de quelques légers troubles mentaux. Il
était alors impossible de déterminer exactement la nature de son
mal, mais elle s'affaiblissait de plus en plus et gardait le lit la plus
grande partie de mai et de juin.

En mai, son attention fut arrêtée par les rapides battements du
cœur. En juillet, elle se sentit beaucoup mieux, mais remarqua
alors que son cou était plus gros qu'à l'ordinaire. Pendant tout l'été
elle maigrit graduellement, fut plus nerveuse et s'affligeait de l'accélération des battements du cœur.

En novembre, elle remarqua d'abord que les yeux devenaient
proéminents et on lui disait que leur expression était changée.

Le 31 décembre, elle eut une crise nerveuse pendant laquelle elle
fut extrêmement agitée et ne se souvint plus de ce qui s'était passé.

Depuis, elle fut de plus en plus malade, resta à la maison, gardant le lit la plupart du temps.

Elle fut admise à l'hôpital John Hopkins le 11 janvier 1897. La malade était d'une taille moyenne. A son admission elle était un peu maigre, la face était colorée et elle paraissait très agitée. Elle avait un érythème général, mais la peau était moite. Le pouls bien plein donnait 144 pulsations. Tous les symptômes du goitre exophtalmique étaient actuellement bien caractérisés ; l'exophtalmie était modérée, le volume de la glande thyroïde était considérable, les battements du cœur très rapides et le corps agité d'un tremblement nerveux. Le cœur paraissait quelque peu dilaté ; le point maximum de l'impulsion, dans le 5e espace, était à 9 centimètres de la ligne médiane. Il y avait un fort bruit systolique à la pointe du cœur qu'on entendait aussi le long du bord sternal gauche. On percevait ce bruit du côté des carotides. L'érythème augmentait. Une ligne tracée par l'ongle restait rouge pendant 3 à 4 secondes. Les globules rouges du sang étaient d'environ 6,000,000 par millimètre cube, l'hémoglobine de 87 0/0 ; son poids était alors de 112 livres. Les phénomènes vaso-moteurs étaient prononcés. La circulation périphérique dans les vaisseaux, le pouls capillaire et un frémissement remarquable des vaisseaux de la glande thyroïde étaient actuellement à un degré inusité.

Dans la nuit du 16 janvier, l'infirmière entendit parler la malade et la vit sortir de son lit plusieurs fois. On lui donna de la teinture de belladone, on lui plaça un sac de glace sur le cœur.

Quelques jours après son admission, il devenait évident que sa maladie s'aggravait. Elle était très agitée, son intelligence s'obscurcissait, elle devenait très difficile à soigner et ne voulait plus répondre aux questions qu'on lui posait. Quoique d'ordinaire très apathique, elle éprouvait quelquefois un grand besoin d'agitation.

Pendant les deux premières semaines de son admission, elle avait perdu 27 livres de son poids.

Le 2 février, elle était si bruyante, si agitée qu'elle fut transportée dans un endroit isolé. Le pouls était de 144 et elle avait une température de 101 degrés Farenheit (38°5 C.). Elle essayait continuellement de sortir de son lit. Depuis lors elle fut dans un état perpétuel d'agitation, de mouvement, parlant constamment, lançant les bras dans différentes directions, sortant les pieds du lit. Dès qu'elle se trouva dans la salle isolée, elle voulut se lever mais elle devint bientôt inconsciente. Il était très difficile de lui faire prendre sa nourriture et elle maigrissait avec une extraordinaire rapidité.

Du 2 au 5 février, le pouls monta de 150 à 180 et devint très dur; une constipation tenace survint qui se maintint jusqu'à la fin.

Vers le 6, elle était dans un état pitoyable, tout à fait inconsciente, ne pouvant plus se lever et ne prenant aucune nourriture. Elle restait la bouche ouverte, on notait 36 inspirations à la minute et le pouls restait à 160; les yeux brillaient et étaient cernés. Elle avait beaucoup de peine pour remuer les bras et les jambes et s'affaiblit graduellement jusque dans la matinée du 7, où elle mourut.

Aucune autopsie ne fut faite.

CHAPITRE VI

L'ALIÉNATION MENTALE DANS SES RAPPORTS AVEC LE GOITRE EXOPHTALMIQUE

OBSERVATIONS

Observation XVII

Lypémanie. — Maladie de Basedow

(Due à l'obligeance de M. le professeur Mairet)

Mme B..., âgée de 55 ans, présente depuis trois ans des troubles psychiques particuliers ; elle est envahie par un sentiment de tristesse excessivement profond, il lui semble constamment que quelque malheur va lui arriver, et en même temps elle s'imagine n'être plus la même personne au physique et au moral. Elle a, en outre, des tendances au suicide tellement prononcées qu'elle a voulu elle-même venir à l'Asile et que, depuis lors, malgré les instances de ses enfants, elle a toujours refusé de quitter le service parce que— c'est elle qui parle — « elle craint, si elle sortait, de ne pouvoir résister à ses mauvaises idées ». On ne constate pas de perversions sensorielles, sauf quelques bourdonnements d'oreilles. L'intelligence est conservée dans son fond, il n'y a pas de démence.

Physiquement, on retrouve chez Mme B... les troubles ordinaires de la lypémanie : peau brunâtre et huileuse, anorexie s'accompagnant souvent de refus d'alimentation, constipation et troubles hépatiques.

Elle présente de plus quelques symptômes qu'on ne retrouve pas, tout au moins avec une modalité semblable, dans la lypémanie ordinaire, et qui sont : 1° *des douleurs de tête violentes ;* ces douleurs

sont constrictives, comme si la tête était enserrée dans une calotte
de plomb, et lancinantes avec sensation de battements ; c'est comme
si cela faisait « tac-tac » dans la tête, dit la malade. Ces douleurs
sont parfois tellement violentes que Mme B... tient, pendant de longues heures, sa tête dans ses mains en gémissant, et en suppliant
qu'on la guérisse : « Je ne peux plus y tenir », dit-elle ; 2° *une insomnie opiniâtre*, indépendante des douleurs de tête et des idées lypé-
maniaques. « Même quand je ne souffre pas, dit-elle, je ne puis pas
dormir, je ne sais pourquoi ; ce ne sont pas mes idées qui m'en empêchent, mais le sommeil ne veut pas venir » ; 3° *une diminution
considérable de l'acuité auditive* : il faut s'approcher très près de
l'oreille et même élever assez la voix pour se faire entendre. Cette
surdité s'est produite depuis l'admission de la malade à l'Asile.
4° *Une sensation de chaleur généralisée à tout le corps.* 5° *Un état
d'inquiétude tout particulier* : quand Mme B... ne reste pas immobile,
la tête dans ses mains, on la voit aller et venir dans les cours, l'œil
légèrement hagard, se passant la main sur le front, et répondant
d'une voix tremblante et un peu caverneuse aux questions qu'on lui
pose.

Un an après le début de sa lypémanie, Mme B... fut atteinte de
goitre exophtalmique. Au moment de l'examen, on constate d'abord
un goitre surtout marqué au niveau du lobe droit et du lobe médian
du corps thyroïde ; ce goitre, dont l'apparition remonte à deux ans,
et qui est actuellement comme flétri, était beaucoup plus turgescent
et volumineux. Depuis six mois, la circonférence du cou a diminué
de trois centimètres, et il s'accompagnait alors d'un état habituel de
congestion de la face qui n'existe plus. Ce sont ensuite des battements de cœur fréquents ; depuis qu'on observe Mme B.., le chiffre
des pulsations n'est jamais tombé au-dessous de 90 par minute, et
se maintient généralement entre 112 et 120. Cette fréquence des pulsations cardiaques ne s'accompagne ni de palpitations, ni d'inter-
mittences, ni de lésions d'orifice. C'est enfin un tremblement très
marqué, surtout au niveau des membres supérieurs ; ce tremblement d'assez grande envergure et rythmique existe non seulement
lorsqu'on demande un effort à la malade, mais encore à l'état de
repos ; de plus, la fatigue l'exagère beaucoup. Lors de l'entrée de
Mme B... à l'Asile, le tremblement était surtout marqué au niveau de
la tête, qui oscillait constamment d'avant en arrière; par un effort de

la volonté. Mme B... pouvait l'arrêter, mais alors elle souffrait beaucoup, et lorsqu'on appliquait les mains de chaque côté du crâne, on percevait un mouvement vibratoire. Actuellement et depuis assez longtemps déjà, le tremblement de la tête a disparu, tandis que les muscles du cou, des membres supérieurs et même des membres inférieurs sont atteints.

Observation XVIII

(Résumée)

Goitre exophtalmique. — Manie aiguë

(Johnstone, *Journal of mental science*, 1884.)

Mme G..., âgée de 32 ans, entre à l'Asile royal d'Edimbourg le 25 novembre 1881. Antécédents héréditaires nuls, à cela près qu'elle avait un frère buveur. La malade, qui n'avait pas non plus d'antécédents personnels, était d'une humeur gaie et franche.

Trois ans avant son entrée, amaigrissement, perte des forces. Quatre mois après un accouchement, son lait tarit et deux mois plus tard elle a une violente crise de vomissements et présente les signes d'un goitre exophtalmique avec un état émotif qui l'empêche de vaquer à ses occupations.

24 septembre 1881. — Elle entre à l'Infirmerie royale d'Edimbourg présentant un goitre, de l'exophtalmie, des palpitations, des démangeaisons des jambes et un état nerveux. Elle se nourrissait bien. Céphalalgies, vertiges ; elle est nerveuse et agitée en parlant, se plaignant pendant son sommeil. La moindre excitation provoque un véritable bouleversement du cœur.

20 novembre. — Lisant un journal où était décrit le cancer de l'estomac, elle exprime subitement l'idée qu'elle est atteinte de cette lésion. Cette idée la poursuit, elle devient excitée de si violente façon, qu'il faut employer des moyens de contention. Insomnie. Ne se nourrit pas du tout ; constipation et vomissements opiniâtres.

25 novembre. — Entre à l'Asile. Etat d'excitation aiguë. Air égaré, yeux étranges, parle sans cesse d'une façon incohérente, instabilité physique, contorsions, gestes, prend tout ce qui se trouve à sa portée. Elle riait, vociférait, chantait, appelait de ses amies par leur nom, employait des jurons et des mots obscènes. Elle était maigre,

pâle, décolorée. Langue saburrale, anorexie, constipation. Les symptômes du goitre exophtalmique n'ont pas changé.

Quelques semaines après l'entrée, se succèdent des moments de calme et de violente agitation. Elle brise des vitres, renverse des meubles, court, déchire, jase d'une façon incohérente. Echolalie, grimaces. Elle était un ange ; son mari l'avait fait interner par jalousie. Pouls 160. Ne mange pas suffisamment, vomit souvent.

25 janvier 1882 — Amélioration dans l'état mental se traduisant par des périodes de calme plus fréquentes et plus prolongées, mais encore disposition extrême à l'irritabilité et à l'excitation. Est très faible, émaciée, cependant elle a meilleur appétit, moins de malaises. Température normale. Les symptômes tel que le goitre et l'exophtalmie n'ont subi aucun changement.

28 février. — Mange bien, mais ne gagne pas beaucoup en poids. L'état mental fait de grands progrès. Elle est soumise, raisonnable, cause de son état, demande si elle sera jamais mieux portante. Si on la laisse trop s'arrêter sur ces idées, la malade montre une vive excitation.

11 mars. — Perte de connaissance. Revient à elle, mais pendant un certain temps témoigne une grande confusion dans les idées ; une nouvelle syncope survient sans troubles moteurs ; engourdissement du bras gauche.

26 avril. — État mental encore meilleur. Elle a plus d'empire sur elle-même, s'excite moins facilement. Est toujours très maigre. Symptômes de la maladie de Basedow dans le même état, avec des vertiges, des maux de tête et des rougeurs subites.

26 mai. — Les règles apparaissent pour la première fois depuis son accouchement. Amélioration physique et mentale nette.

23 juillet. — Deux attaques dans la nuit, dans lesquelles elle perd l'usage du côté gauche du corps. Sensation de fourmillement dans tout ce côté avec diminution de la sensibilité au contact. Une fois remise, l'état mental est encore meilleur, elle est maîtresse d'elle et travaille beaucoup.

1er novembre. — Exophtalmie et goitre toujours marqués. Impulsion du cœur violente.

A l'autopsie : Cerveau 1524 grammes ; dure-mère épaissie, injectée à la base ; pie-mère fortement injectée avec un peu d'opacité de l'arachnoïde. Les membranes sont surtout affectées du côté droit.

Sur les frontale et pariétale ascendantes, à un pouce à droite du grand sillon longitudinal, la pie mère est épaissie, œdémateuse, très injectée ; les circonvolutions sous-jacentes donnent, au toucher, une sensation molle et pulpeuse. La pie-mère adhère, en ce point, à la substance cérébrale, ainsi d'ailleurs qu'en plusieurs autres endroits de l'écorce de cet hémisphère droit. A la coupe de celui-ci, substance blanche injectée, avec de larges points hémorragiques ; substance grise molle, rouge, œdématiée. Dans la partie ramollie, l'écorce est broyée en une pulpe pleine de petits points rouges et d'extravasations.

Observation XIX.

Maladie de Basedow. — Idées de persécution, hallucinations de la vue et de l'ouïe.
(Dieulafoy, *Clinique médicale de l'Hôtel-Dieu*, 1896-1897).

La malade est une femme de 30 ans, non hystérique, qui, dans la nuit du 15 août 1896, à la suite d'une vive et profonde émotion, fut prise brusquement d'un tremblement violent qui débuta par le bras et qui s'étendit plus tard à tout le corps. A ce tremblement s'associa aussitôt une paralysie des membres supérieurs; paralysie incomplète, il est vrai, mais néanmoins assez forte pour rendre les mouvements fort difficiles ; la malade avait peine à remuer ses bras tant ils lui semblaient lourds ; elle avait en partie perdu l'usage de ses mains ; voulait-elle saisir un objet, sa fourchette, son verre, elle ne pouvait ni soulever l'objet, ni le garder dans sa main ; aussi, dans l'impossibilité de manger seule, fut-elle alimentée à dater de ce jour par une de ses voisines. Cette paralysie ne resta pas limitée aux membres supérieurs, elle atteignit bientôt les membres inférieurs. Quoique la paraplégie ne fût pas absolument complète, la malade ne pouvait cependant ni marcher, ni rester debout, elle se sentait fléchir, ses jambes se dérobaient sous elle, aussi prit-elle le parti de rester au lit. La parésie ne tarda pas à se généraliser en d'autres régions, aux muscles de la nuque et du tronc; si bien que cette femme avait la plus grande peine à tenir sa tête en équilibre sur les épaules ; la tête oscillait en tous sens, à droite, à gauche, en avant, en arrière, ainsi qu'on l'observe dans certains cas de paralysie diphtérique. Voulait-elle s'asseoir sur une chaise, elle perdait aussitôt l'équilibre, glissant à droite ou à gauche, se sentant comme entraînée par le poids de son corps, les muscles étant incapables de réagir et de la maintenir en place. Les muscles de la face et des yeux ont été respectés ; il n'y a pas d'ophtalmoplégie externe, les sphincters ont toujours été intacts.

A la suite de la grande émotion qu'elle eut, survinrent trois grands symptômes caractéristiques : les yeux devinrent saillants et, en 24 heures, l'exophtalmie était constituée ; le corps thyroïde était doublé de volume, et la malade éprouvait de violents battements de cœur.

Dans ces conditions, la malade ne pouvant ni marcher, ni rester assise, ni manger seule, dut forcément garder le lit ; elle fut soignée et alimentée par des personnes de l'entourage, jusqu'au jour où, se sentant un peu moins impotente, elle prit le parti d'entrer à l'hôpital de la Pitié, où on fit le diagnostic de goitre exophtalmique. La malade resta deux mois à la Pitié, et quand elle en sortit pour aller au Vésinet, les troubles cardiaques s'étaient très notablement amendés, mais le corps thyroïde était toujours un peu gros, et l'exophtalmie persistait. Pendant les mois qui suivirent, la malade fut soignée chez elle, et des différents symptômes qu'elle avait eus jusque-là, la paralysie et le tremblement étaient ceux qui se présentaient avec le plus d'intensité.

C'est alors qu'elle est reçue à l'Hôtel-Dieu, où l'on constate ce qui suit : les yeux sont toujours saillants, le corps thyroïde est légèrement développé ; le tremblement, peu accusé en ce moment, persiste aux mains et aux pieds ; quant à la paralysie, bien qu'incomplète, elle est du moins assez accentuée pour rendre la marche laborieuse et pour s'opposer à une station debout prolongée. La parésie persiste également aux membres supérieurs, les bras sont très lourds, les mouvements sont limités, la préhension des objets est difficile, la malade soutient péniblement la tête sur ses épaules, aussi n'a-t-elle qu'un désir, c'est de rester dans son lit.

De plus, en y regardant de près, on voit qu'elle est atteinte de mouvements *choréiformes* qui sont très nets, aux mains, aux jambes, à la tête et à la face. On retrouve chez elle, la plupart des mouvements et des attitudes de la chorée ; elle fait des grimaces, elle fronce brusquement les sourcils, elle tourne la tête comme un oiseau, elle exécute avec les mains et avec les bras des mouvements brusques et involontaires qui rappellent absolument les mouve-

ments saccadés et contradictoires de la chorée. A un examen super-
ficiel, ces mouvements choréiformes pourraient passer inaperçus,
ils pourraient être mis sur le compte du tremblement, mais il n'en
est rien, et il s'agit bien ici d'un état choréique ébauché, de mouvements choréiformes.

Les *troubles cérébraux*, à l'égal de tous les autres symptômes, sont
contemporains du début de sa maladie. Cette femme raconte qu'aussitôt tombée malade, elle a été en proie à des troubles psychiques
des plus variés : les hallucinations de la vue et de l'ouïe se repro-
duisaient sous des formes multiples ; elle croyait voir des hommes
escalader la croisée pour pénétrer dans sa chambre ; elle croyait entendre des personnes monter l'escalier et enfoncer sa porte ; elle
vivait dans une terreur continuelle. Outre les hallucinations de la
vue et de l'ouïe, elle était hantée par des idées de persécution ; elle
se figurait que des gens se cachaient dans sa chambre pour l'assassi-
ner, elle craignait que l'on ne mît des cartouches de dynamite sous
son lit ; elle se demandait si ses voisins ne cherchaient pas à l'em-
poisonner. Plus tard, elle devint ombrageuse, soupçonneuse, elle
perdit complètement le sommeil. Aujourd'hui encore, elle est émotive, irritable, on ose à peine lui parler dans la crainte de la trou-
bler ; les questions les plus simples la bouleversent et la font pleurer ; elle s'imagine souvent qu'on veut l'offenser ou lui arracher des
secrets.

Observation XX

Mélancolie anxieuse. — Troubles anciens de l'estomac. — Goitre. — Tremblement. — Palpitation — Accès de goitre exophtalmique pendant le cours de
la mélancolie. — Guérison. (Devay, *Arch. de Neurologie*, 1897).

A...., quarante cinq ans, prêtre, ne présente aucun antécédent héréditaire ; sa mère a eu 12 enfants, 7 sont vivants, 5 sont morts en
bas âge de maladie indéterminée. Le malade a eu, à quatorze ans,
une fièvre typhoïde qui a duré deux mois et demi et a été accompagnée de délire. A vingt-cinq ans, on note une névralgie intercostale,
accompagnée ou suivie (le malade ne peut préciser) de troubles de
la digestion, qui était lente et pénible. Le traitement prescrit par
un médecin a consisté dans une saison à Brides (Savoie). Notre ma-

lade en revint très amélioré. L'année suivante, un retour des malaises s'améliora de la même façon. A cette époque, A..., avait déjà
un tremblement nerveux. De 28 à 40 ans, la santé a été relativement
bonne, sauf quelques troubles de la digestion, mais à de rares intervalles.

Depuis cinq ans, les malaises de l'estomac, quoique moindres,
ont reparu sous une autre forme ; le malade ne peut rester à jeun
sans éprouver une tendance syncopale et une sensation d'angoisse
fort pénible. Le malade, très intelligent, prédicateur de valeur, travailleur acharné, venait d'être nommé curé d'une paroisse où dès le
début il a été en proie à de nombreuses difficultés. Les comptes de
la fabrique étaient très embrouillés ; la commune, dont une partie
est française, l'autre suisse, s'était emparée, depuis de nombreuses
années, des revenus de la paroisse. Notre malade a été obligé de
faire des recherches dans de nombreux dossiers, de plaider, etc. Les
soucis, le surmenage occasionnés par ces embarras, ont été exces-
sifs. Après le gain du procès, il y a trois ans, les troubles de la digestion ont reparu, cette fois très accentués. Ils consistaient en dégoût
de la nourriture, douleurs au creux de l'estomac et digestions fort
laborieuses ; ils étaient accompagnés d'un tremblement très accentué
de tout le corps, plus marqué cependant aux membres supérieurs ;
l'écriture était très altérée. L'amaigrissement avait été rapide,
20 kilos en trois mois. Le malade consulte alors un médecin de Genève
qui lui prescrit des antiseptiques intestinaux, de la noix vomique
et de la pepsine. Ce médecin remarque la tuméfaction du corps thyroïde, à laquelle le malade n'avait apporté aucune attention, et or-
donne pour ce goitre une pommade iodo-iodurée qui ne fut pas em-
ployée.

Après le traitement de l'estomac, le cou avait diminué et le tremblement presque disparu ; la digestion était devenue assez facile,
l'état de vacuité de l'estomac ne déterminait plus de sensation angois-
sante ou syncopale.

Cet état persista un an et demi.

Au mois d'août 1896, le malade éprouve de nouveau des maux
d'estomac, un t blement de tout le corps, et en plus des palpitations angoissantes à accès paroxystiques et de l'insomnie. Un séjour
à la montagne produisit une amélioration notable de tous ces symptômes ; cependant, le malade n'avait plus la même facilité de travail ;

il avait des dégoûts et déjà quelques préoccupations hypocondriaques.

En octobre, il est atteint de mélancolie simple qui ne l'empêche pas d'exercer son ministère ; les travaux qu'il affectionnait ne sont plus pour lui qu'une cause d'ennui et quelque peu d'angoisse. La mémoire est moins fidèle.

En décembre, les troubles mélancoliques s'accentuent ; le travail devient impossible ; le malade prend alors un congé qu'il va passer dans sa famille. Il est anxieux et a des idées de suicide auxquelles il peut encore résister. Il est soigné par un médecin dans sa famille, pendant deux mois, sans résultat. Il est alors conduit à la maison de santé de Saint-Jean-de-Dieu, à Lyon. Le certificat du docteur qui l'a traité est ainsi conçu : est atteint de délire de la persécution avec hallucinations de la sensibilité générale.

L'attitude et la physionomie du malade, à ce moment, expriment l'angoisse et l'instabilité ; il ne peut rester en place, gémit ; l'attention est diminuée, les idées mélancoliques sont obsédantes : aussi répond-il fort mal aux questions qu'on lui pose. Une de ses préoccupations est l'impossibilité de la guérison, il y revient à chaque instant. Cependant, à la suite de pressantes interrogations, il raconte qu'il a eu de nombreux ennuis, que tout le monde le regardait passer ; que des gens qu'il n'avait jamais vus lui disaient dans l'oreille des reproches sur sa conduite, sur la façon avec laquelle il avait conduit son procès, etc. Ces reproches continuaient la nuit. Sous l'influence de ces hallucinations et de l'insomnie, il est tombé dans un état de tristesse excessive qui lui fait désirer la mort. Les idées de persécution n'existent à peu près pas, et ce qui domine, c'est la lypémanie.

Examen physique. — Le lobe gauche du corps thyroïde est très augmenté de volume ; il forme une masse du volume d'une grosse mandarine. Il n'y a pas d'exophtalmie ; par contre, on note un tremblement qui présente les caractères suivants : tout le corps est animé d'un léger mouvement à oscillations verticales rapides, les mains tremblent aussi et ce tremblement se fait sentir dans l'écriture. Le pouls est rapide, 120 à 130 par minute ; pas de palpitations. Les urines, claires et limpides, abondantes (2 litres et demi), ne contiennent ni sucre ni albumine.

Le malade se plaint de gastralgie, l'estomac est un peu dilaté ; on perçoit un clapotement qui ne dépasse pas d'un travers de doigt la ligne ombilico-costale. La constipation est habituelle et l'amaigrissement très marqué.

Le traitement prescrit est la teinture thébaïque à dose progressive, depuis le 10 mars jusqu'au 10 mai, en augmentant d'un quart de centigramme par jour.

10 mai. — Le malade prend 20 centig. d'extrait thébaïque ; à la visite du matin, il nous dit qu'il va beaucoup mieux, que son anxiété a disparu, alors que la veille il était aussi atteint que le jour de son entrée. Il nous avoue à ce moment ses idées de suicide, raconte son délire, ses illusions et ses hallucinations qui n'existent plus. La teinture thébaïque est continuée, mais à dose décroissante.

18. — L'état mental persiste bon. Suppression de l'opium. Le goitre a le même volume ; le pouls est moins rapide (80). L'insomnie ainsi que la polyurie ont disparu.

20. — Le malade a été pris dans la nuit de palpitations violentes avec sensation d'étouffement ayant nécessité le décubitus assis. La respiration est rapide, le corps est agité par un tremblement accentué à oscillations dans le sens de l'axe du corps ; on peut les noter même sans mettre la main sur la tête du sujet ; les mains tremblent aussi, le malade a de la peine à porter un verre à sa bouche. Le pouls est très rapide (130).

Les battements du cœur sont énergiques et irréguliers, les vaisseaux du cou sont tendus ; le goitre a augmenté de volume dans de notables proportions, il est pulsatile. Œdème aux membres inférieurs. Pas d'exophtalmie. Urines : ni sucre ni albumine. Traitement bromuré.

23. — L'état mental est bon. Persistance des accès de suffocation ; insomnie très tenace. Même état du corps thyroïde.

1er juin. — Traitement thyroïdien, c'est-à-dire le malade absorbe en nature le corps thyroïde de mouton ; la dose est croissante, d'abord un lobe, puis deux, et ainsi de suite jusqu'à deux glandes par jour, en augmentant d'un lobe tous les deux jours.

23. — Le tremblement s'atténue. Les palpitations ont disparu en même temps que le sommeil est revenu ; le corps thyroïde a repris son volume antérieur.

L'état mental reste satisfaisant.

10 juillet. — Le malade sort guéri de sa psychose et de son syn-

drome maladie de Basedow, conservant cependant son goitre qui ne le gêne en rien.

Observation XXI

Goitre exophtalmique.— Lypémanie hypocondriaque avec angoisse.
(Soukhanoff, *Revue Neurologique*, 1896)

Il s'agit d'une femme âgée de 33 ans, qui se présenta, le 24 avril 1895, à la consultation de la Clinique psychiatrique de Moscou.

Concernant l'hérédité, les données suivantes ont été obtenues : son père est un homme irritable, d'un caractère méfiant, sa sœur est nerveuse. Durant son enfance, la malade a été sujette à des maux de gorge, a eu la rougeole, la scarlatine et la petite vérole. Elle s'est mariée à l'âge de 17 ans et a eu sept enfants. Il y a six ans, pendant une de ses grossesses, un goitre commença à se montrer plus marqué du côté droit, et eut une douleur au bras droit ; et, simultanément avec la tumeur, elle ressentit une tension de l'œil droit et de l'oreille droite. La dimension de la tumeur oscilla. Après la mort d'un de ses enfants, il y a environ trois ans de cela, la malade se plaignit de ressentir une mauvaise humeur, elle pleurait souvent, craignait qu'il ne lui arrivât quelque malheur. Un an plus tard, cet état d'anxiété diminua un peu. Il s'aggrava pendant les six derniers mois ; elle dut abandonner ses occupations, recommença à pleurer souvent, rechercha la solitude, elle ne trouvait plaisir à rien et ne pouvait se consoler. Elle éprouva en même temps une pression à la poitrine. Du reste, cette sensation lui est venue plus tôt et coïncida avec ou bien précéda l'apparition du goitre. La malade a mal dormi pendant les six derniers mois. En mars 1895, la malade a été extrêmement irritable pendant une période de quinze jours, sa tristesse augmenta, elle ne pouvait rester sur place, se mordait les mains, déchirait ses vêtements.

Le jour où la malade se présenta à la Clinique psychiatrique, les faits suivants ont été notés ; elle est de taille moyenne, sa constitution est assez bonne, mais sa nutrition est insuffisante. Les oreilles sont de forme irrégulière. L'expression de sa physionomie est mobile et empreinte de tristesse. Quand elle tire la langue, un tremblement et des tiraillements fibrillaires s'y font remarquer. Une tumeur de grandeur moyenne se fait observer au cou dans la région de la glande thyroïde ; un léger bruissement s'y fait entendre quand on la palpe ; et quand on l'ausculte à l'aide du stéthoscope, on y entend distinctement un bruit assez fort. La dimension de la glande thyroïde est exagérée, du côté droit surtout. Tremblement assez fort des mains. Réflexes patellaires exagérés. Sensations subjectives à noter : mal de tête violent et continuel qui dure depuis deux mois, engourdissement des membres, sensation de chaleur, tremblement et palpitations du corps entier. Dans le domaine des viscères, voici ce qui a été noté : l'appétit est mauvais, le pouls est de 88 battements par minute ; menstruation régulière.

Sphère psychique. — La malade se plaint d'une angoisse qu'elle ressent tous les jours. Cet état d'angoisse ne l'abandonne jamais ; mais il n'est pas toujours d'égale force, ni d'égale tension. La malade craint de retomber dans le même état, dont elle a souffert en 1893. Il lui semble que tout s'est modifié autour d'elle : la nature, les hommes, jusqu'à son propre corps ; mais elle ne saurait définir en quoi consiste ce changement. Elle n'éprouve jamais de gaîté ; la vie lui paraît complètement dépourvue de joie et ne lui inspire aucun intérêt, et elle aurait commis un suicide, si sa foi en Dieu ne l'eût retenue. La malade est très irritable, extrêmement impatiente, s'émeut facilement et croit qu'elle ne se rétablira pas ; il lui semble parfois qu'elle va mourir bientôt. Tout bruit lui agace les nerfs et lui fait éprouver une sensation désagréable dans la tête. Elle dit que le bruit de la rue lui cause des défaillances. La malade est constamment préoccupée de son affection, surveille minutieusement les sensations de son corps ; la moindre bagatelle arrête son attention ; elle porte partout avec elle un flacon d'ammoniaque. Si elle entend parler d'une maladie quelconque, il lui semble immédiatement ressentir la même maladie. Quand la malade s'endort, elle entend des conversations, elle voit passer des tableaux devant elle, quelquefois des monstres ; à son réveil elle est obsédée de l'idée qu'elle va mourir ou bien qu'elle va retomber dans le même état d'angoisse aiguë dont elle a souffert en mars 1893.

Nous avons ici un cas de mélancolie active, survenue à la suite d'un goître exophtalmique, et qui, de temps à autre, devenait extrêmement intense et prenait le caractère d'angoisse aiguë. Une hypocondrie existait chez notre malade simultanément avec l'état mélancolique. Nous la voyons continuellement obsédée par la crainte de maladie ou de mort. Un élément d'inquiétude agitée vient s'ajouter à son état d'angoisse.

Cet état d'agitation mentale, d'alarme et d'extrême sensibilité donne au caractère de la maladie une empreinte spécifique que nous pouvons attribuer peut-être au goitre exophtalmique, à la suite duquel le mal mental s'est déclaré.

Observation XXII

Goitre exophtalmique. — Confusion mentale sur un terrain de dégénérescence
(Soukanoff, *Revue Neurologique*, 1896).

Jeune homme, âgé de 18 ans, entré le 21 septembre 1894, dans la Clinique psychiatrique de Moscou. Concernant l'hérédité, les données suivantes ont été obtenues : le père et la mère du malade sont cousins germains, le père du malade était alcoolique ; l'oncle et la tante paternels étaient phtisiques ; l'aïeul paternel a des accès de dipsomanie et était psychopathe ; l'aïeul maternel est phtisique ; l'aïeule maternelle fut atteinte d'apoplexie. Frère d'esprit borné ; sœur nerveuse, atteinte de strabisme marqué ; grand-oncle paternel atteint d'une maladie mentale, de même qu'une grand'tante maternelle ; des deux grands-oncles maternels, l'un avait des bizarreries l'autre est mort phtisique ; deux frères de l'aïeule maternelle sont morts d'apoplexie; un des cousins maternels était phtisique; un autre alcoolique ; un des cousins germains paternels est mort phtisique ; les cinq cousins issus de germains maternels étaient atteints de psychose ; l'un d'eux finit par un suicide, le second était idiot, le troisième débile, le quatrième avait la chorée et le cinquième avait des bizarreries ; l'une des cousines issues de germains souffrit d'un goitre exophtalmique, une autre fut atteinte de paralysie post-diphtéritique, deux d'entre elles eurent des psychoses ; trois étaient simplement nerveuses, une autre encore est morte d'une maladie du cerveau.

Le malade est né à terme. Il commença à faire ses dents dans le cinquième mois de sa vie, se mit à marcher après sa première année et commença à parler à deux ans passés. À l'âge de 4 ans, il avait quelquefois le sommeil inquiet ; il s'agitait alors la nuit dans son lit, jetait des cris, sans toutefois s'éveiller. C'est vers cette même époque que sa mère observa chez lui la sortie d'un cucurbitin de ver solitaire; après un remède anthelminthique qu'on lui donna alors, un ver solitaire fut expulsé.

Quand le malade fut dans sa cinquième année, il eut une inflammation des poumons; à 7 ans passés il eut la rougeole, et plus tard la coqueluche; à 9 ans passés, il eut un typhus qui se compliqua d'une pneumonie; un an plus tard, on eut de nouveau recours à un anthelminthique qui fit expulser encore un ver solitaire, après quoi les vers disparurent définitivement.

À l'âge de 13 ans passés, notre malade eut un abondant saignement de nez.

Durant son enfance, il était nerveux et irritable; il n'a jamais été sujet à des accès convulsifs, mais il a toujours été maladif, très sensible au froid et à la fatigue, transpirait abondamment, toussait de temps en temps; il était d'une extrême maigreur tout en ayant un bon appétit; souffrait quelquefois de diarrhées et de temps à autre de nausées. Il apprit à lire et à écrire à l'âge de 7 ans et peu de temps après il fut placé dans une école, où il resta jusqu'à l'âge de 16 ans. A la sortie de l'école, notre malade travaille quelque temps comme teneur de livres dans un dépôt d'objets métalliques. Cette besogne (le calcul et les écritures), le fatiguait beaucoup et, en avril 1893, sa mère obtint pour lui un emploi dans une brasserie; comme il ne cessait de ressentir une faiblesse et une sorte de lassitude continuelle, elle lui conseilla de boire de la bière, ce qu'il fit en en prenant une ou deux bouteilles par jour. Vers la fin de mai de la même année, il revient un jour à la maison dans un état d'excitation légère, le visage rouge, et c'est alors que sa mère remarqua pour la première fois qu'il avait un goitre. Elle attesta cependant qu'il s'était plaint huit jours auparavant que les cols de ses chemises lui étaient trop étroits, mais le malade affirma plus tard que le goitre se produisit en un jour, nommément le 1er juin. Le goitre était d'abord plus grand du côté droit. Le malade commença à souffrir simultanément de palpitations de cœur. En juin, juillet et août de l'année 1893, le malade ne s'est adonné à aucune occupation. Il entra en août dans un des hôpitaux de Moscou, et le 13 septembre 1893 fut reçu dans la Clinique des maladies nerveuses de Moscou, où il resta jusqu'au 12 février 1894. A son entrée dans la Clinique des maladies nerveuses, les faits suivants ont été notés:

Le malade est de taille au-dessus de la moyenne, de constitution faible, il a les muscles et la couche graisseuse sous-cutanée très peu développés.

L'exploration du cou du malade fait voir au niveau de la glande du corps thyroïde une tumeur à pulsations distinctes ayant la forme de la glande.

Cette tumeur touche la clavicule du côté droit, atteint l'apophyse mastoïde en haut et va jusqu'à la moitié de la partie latérale du cou en arrière. La tumeur est un peu moins grosse du côté gauche. Les deux moitiés sont réunies par un isthme qu'on aperçoit distinctement. La tumeur n'adhère ni à la peau, ni aux muscles sterno-cléido-mastoïdiens, ni aux tissus sous-jacents ; quand on palpe la tumeur, un bruissement particulier s'y fait entendre. La mensuration de la circonférence du cou a donné les résultats suivants : il y a 36 centimètres de tour au niveau du point de la colonne vertébrale qui est situé vers le milieu de la partie cervicale et de la partie supérieure de la tumeur, il y en a 38 au niveau de la portion médiane de la tumeur et 39 au niveau de la partie inférieure ; la circonférence du cou au-dessus de la tumeur est de 32 centimètres. La pulsation des artères carotides est très marquée du côté droit, la tumeur a une pulsation à part qui est isochrone avec les battements du cœur et des artères radiales. Pendant l'auscultation, un bruit vasculaire et sifflant se fait entendre, ce bruit augmente constamment avec la systole du cœur.

Système nerveux. — Dans la sphère psychique on observe une profonde dépression qui cède la place, à de rares intervalles, quand le malade entre en conversation par exemple, à de l'excitabilité. Alors sa parole devient rapide et incohérente, le malade s'agite. Autrement son état mental et intellectuel n'offre rien d'anormal. Les mouvements actifs des muscles de son visage sont normaux, à part une légère asymétrie de la bouche, lorsqu'il découvre les gencives. Les prunelles sont un peu dilatées, mais à un point égal ; mouvement des yeux normal. Un léger tremblement se fait observer à la langue, quand il la tire.

Les mouvements de la tête sont libres et normaux, mais manquent de force. Il est à observer aussi qu'en rejetant la tête en arrière le malade est toujours pris d'une toux qui cesse dès qu'il replace la tête dans une position normale. Un léger tremblement se fait observer dans les extrémités supérieures ; il se traduit par de légers mouvements cloniques. Ainsi, quand on fait étendre le bras au malade, sa main tremble et c'est aux doigts que le tremblement est le plus marqué. La courbe graphique donne 8-9 oscillations par seconde. Tous les mouvements des extrémités supérieures se font régulièrement, sont d'étendue normale, mais faibles.

Le dynamomètre marque 20 pour la main droite et 15 pour la main gauche. La coordination des mouvements est restée intacte. La musculature est peu développée. Les mouvements des membres inférieurs n'offrent aucune déviation, excepté une faiblesse très marquée qui se fait également observer aux membres supérieurs. Mouvements du corps normaux; le malade marche régulièrement les yeux fermés et les yeux ouverts. Le réflexe patellaire, les réflexes des muscles, biceps, triceps, du tendon d'Achille, les réflexes des yeux, du ventre, du crémaster, des parois abdominales, sont restés intacts et ne sont pas exagérés; le réflexe plantaire est absent. Le réflexe du larynx est assez vif. Les troncs nerveux et les muscles ne sont pas douloureux à la pression.

L'électro-sensibilité au courant faradique et au courant galvanique n'offre rien d'anormal. La conductibilité de la peau est plus faible pour le courant galvanique. L'exploration de l'odorat, de la vue, du goût, de l'ouïe et du toucher n'a fait remarquer rien d'anormal ; le malade définit exactement les substances odoriférantes, entend bien et voit bien ; la force et l'étendue de son coup d'œil sont normales ; il distingue parfaitement les couleurs, son goût est aussi normal. La sensation tactile n'est pas dérangée ; il ressent très distinctement le contact d'un bout de laine. Le compas de Weber donne en moyenne un chiffre normal : pour la langue, environ 1 millimètre ; les lèvres, 1 millimètres ; le front, 20 millimètres ; le bras, 71 millimètres ; le revers de la main, 30 millimètres ; la poitrine, 47 millimètres ; la partie inférieure de la plante du pied, 41 millimètres ; la cuisse, 72 millimètres.

Les piqûres sont ressenties partout distinctement ; il reconnaît la différence de 3/5 à 1 degré de température. La sensation musculaire n'est dérangée nulle part : il définit exactement, les yeux fermés, la position des extrémités ainsi que les mouvements passifs. L'exploration du cœur a fait constater une augmentation de sa dimension transversale. La matité commence depuis le bord inférieur de la troisième côte en haut et va jusqu'au bord supérieur de la sixième côte en bas ; en dehors elle dépasse la ligne mamelonnaire d'un centimètre environ et atteint en dedans le milieu du sternum du côté droit.

L'auscultation a fait constater une accentuation des tons et un bruit systolique à la pointe. Le pouls est de 110-120 battements par minute ; il est isochrone avec les battements du cœur. En auscultant les artères fémorales, nous entendons distinctement les tons vasculaires. Le choc du cœur est prolongé ; il est situé dans le cinquième espace intercostal.

La mensuration de la température de différentes régions de la peau a donné les résultats suivants : bras 37°, pieds 37°, ventre 38°, poitrine 37°, visage 36°3. L'exploration des autres organes n'a rien démontré d'anormal.

Le malade se plaint de palpitations de cœur ; il ressent un malaise au creux de l'estomac chaque fois qu'il a mangé ou bu, et une sensation de chaleur dans la partie supérieure du corps ; il a une toux sans pituite, mais qui lui fait expectorer beaucoup de salive. Il a parfois des crampes aux pieds.

En septembre, octobre, et la première moitié de novembre, aucun changement considérable ne s'opéra dans l'état de santé du malade ; il toussait souvent, transpirait abondamment, avait quelquefois le sommeil inquiet ; était presque constamment dans un état d'agitation, se mettait souvent à parler avec volubilité en se pressant et en perdant presque haleine.

Au bout de quelque temps, le malade commença à se sentir plus calme et son sommeil devint meilleur ; il souffrit encore de temps en temps de diarrhées. Traitement : intérieurement, de l'arsenic, qu'on remplaçait par une potion au bismuth en cas de diarrhée ; galvanisation des nerfs sympathiques, douches d'eau suivies de frictions, en commençant par 23° et en faisant baisser graduellement la température de l'eau. On dut abandonner en novembre l'hydrothérapie, à cause d'une grande faiblesse que ressentait le malade après les frictions. La toux et la faiblesse augmentèrent dans la seconde moitié de novembre, du sang se fit voir dans les crachats, le sommeil s'altéra, la sudation devint encore plus abondante ; le pouls monta jusqu'à 150 battements par minute. La température commença à monter aussi depuis la fin de novembre et atteignit, le

30 novembre, 40°2 ; le pouls devint en même temps tellement rapide qu'il fut presque impossible d'en compter les battements (180-200 battements par minute) ; le 19 et le 20 novembre on donne au malade de l'infusion de digitale. Cette complication de la maladie jeta le malade dans un état de profond épuisement ; il maigrit visiblement et c'est à peine s'il pouvait mouvoir ses mains et ses pieds.

L'émaciation de ses membres était extrême. Il eut une forte diarrhée accompagnée de nausées au mois de décembre ; bientôt après, la température commença à osciller et à baisser. Après le 20 décembre, le malade commença peu à peu et fort lentement à prendre des forces et à se remettre. La température monta encore de temps en temps. Le 12 février 1891, comme il est dit plus haut, il quitta la Clinique des maladies nerveuses, mais il était encore d'une telle faiblesse à cette époque qu'il ne pouvait se tenir debout sans appui.

Les forces lui revinrent davantage en juin ; il commença à marcher avec des béquilles, les remplaçant plus tard par un bâton, mais il ne peut marcher que très lentement. Revenu à la maison, il fut en état de travailler quelque peu : s'occupa de lecture, façonna des objets en bois. L'état de sa santé continua à s'améliorer peu à peu jusqu'au mois de septembre.

Le 11 septembre, il fut pris d'une douleur au côté droit, il eut aussi un coryza accompagné de mal de tête ; la température monta ; il fut pris en même temps d'accès de rire irrésistibles.

A la fin de cette journée, le malade pleura. Il dormit mal la nuit suivante, s'agita dans son lit, se réveilla souvent, parla d'une manière incohérente.

Depuis le 17 septembre jusqu'à son entrée dans la Clinique psychiatrique, il ne se fit presque pas de changement dans l'état de la santé du malade : il restait couché tranquillement le jour, se retournait d'un côté à l'autre la nuit, soulevait ses pieds, brandissait ses bras, se mettait tantôt à pleurer et tantôt à mugir, faisant des grimaces, demandait continuellement à boire, disait à haute voix des paroles incohérentes.

A son entrée dans la Clinique psychiatrique (le 21 septembre) les faits suivants ont été notés :

Le malade est de taille élevée, extrêmement maigre, d'une mauvaise constitution, ses muscles sont grêles et maigres. La circonférence du bras est de 21 centimètres 1/2 en haut, de 19 centimètres 1/3 dans la partie moyenne, de 11 centimètres 1/2 en bas ; la circonférence de l'avant-bras est 19 centimètres 1/2 en haut. de 16 centimètres 1/2 dans la partie médiane, de 14 centimètres 1/2 dans la partie inférieure ; la circonférence de la jambe est de 24 centimètres 1/2 en haut, de 24 centimètres 1/2 au milieu, de 17 centimètres en bas ; la circonférence de la cuisse est de 35 centimètres en haut, de 31 centimètres 1/2 au milieu, de 20 centimètres en bas.

Le visage est bourgeonné. Les oreilles et les dents ont des traces marquées de dégénérescence. Le signe de Græfe se fait remarquer aux yeux.

La gl nde thyroïde est augmentée de volume ; quand on la palpe, un bourdonnement s'y fait entendre. La circonférence du cou au-dessus de la glande thyroïde est de 24 centimètres et de 12 centimètres à l'endroit de la plus grande saillie. La dimension du cœur est aug· mentée, les contractions en sont fréquentes, jusqu'à 120 par minute; les pulsations du cœur sont visibles à travers le thorax. L'auscultation fait entendre un bruit systolique très marqué. La plénitude du pouls est insuffisante ; la région abdominale est douloureuse à la pression. Des traces d'albumine ont été constatées dans l'urine.

Le malade est faible ; il est presque incapable de se tenir sur pied sans aide, il reste couché. Il a l'air de ne pas bien comprendre où il se trouve. Souvent il ne répond rien aux questions qu'on lui pose, ferme les yeux et ne regarde personne, s'irrite quand on le touche, demande souvent à boire, appelle « maman, maman ». Il se retourne souvent d'un côté à l'autre, se parle à lui-même, se couche le visage tourné contre le mur, ou en contractant les membres. Mangea fort peu le premier jour ; eut une évacuation involontaire le soir.

22 septembre.— Le malade a mal dormi la nuit, a appelé sa mère, s'est parlé à lui-même. La conscience est devenue plus lucide le matin. Il a commencé à retenir les noms des personnes qui l'entourent. Il ne sait pas quand il est entré dans la Clinique, ni avec qui il y est venu. Son incohérence a un caractère particulier : « Ah ! bonjour, c'est vous qui avez une barbe rousse ? qu'est-ce que c'est ? des boutons de manche, j'ai vu une montre sur vous ; vous aviez un autre pantalon, je crois, hier ? Je puis distinguer toutes les couleurs, grises, vertes, jaunes. Paul, ici, a une barbe jaune... » et ainsi de suite. Le malade a pu définir assez exactement le temps qu'il a passé dans

la Clinique des maladies nerveuses ; il en a nommé plusieurs médecins.

Le nouvel entourage n'a presque aucune prise sur lui. Il n'a ni hallucinations, ni illusions, ni idées délirantes. Le jour suivant, son incohérence eut de nouveau une empreinte assez originale.

Il ne parla que de ce qu'il avait sous les yeux ; tout objet attirait son attention et il faisait tout ce qu'il avait envie de faire au moment donné. Si l'envie de chanter lui venait la nuit, il se mettait à chanter ; il cessait dès qu'on l'arrêtait sans s'en formaliser aucunement. Le séjour à la Clinique ne semblait pas lui être pénible ; il n'a pas demandé à revenir à la maison et montra en général beaucoup de bonhomie. Il était d'une humeur joviale, riait souvent, ne se préoccupait guère de sa maladie, qu'il traitait avec beaucoup d'étourderie.

Sa conscience devint ensuite plus nette de jour en jour ; il commença à s'intéresser à ce qui se passait autour de lui, commença à lire, devint plus retenu dans sa conduite ; cessa de chanter la nuit. Il quittait de temps en temps son lit dans la journée et marchait par la chambre en s'appuyant sur le bras de quelqu'un.

Le 28 au soir, le malade fut pris subitement d'un accès convulsif ; l'écume lui sortit de la bouche et il perdit connaissance ; le tout dura 2 à 3 minutes. Le malade revint aussitôt à lui, mais, pour longtemps, la lucidité de sa conscience ne fut plus la même qu'elle était avant l'accès.

Sa conscience est devenue peu à peu plus claire dans le courant des jours suivants, mais il se plaignit encore pendant quelque temps d'avoir de la difficulté à penser, ainsi qu'à retenir ce qu'il avait lu. Les forces physiques lui revinrent aussi peu à peu ; il prit de l'embonpoint, commença à marcher, lentement d'abord et timidement, plus vite et plus librement dans la suite.

Durant son séjour dans la Clinique, la dimension du goitre oscilla légèrement, mais en somme, elle garda approximativement le *statu quo ante*. Après le rétablissement de sa conscience, l'exploration de la sensibilité fit constater une légère anesthésie à droite et sur la face externe, dans la région du tiers inférieur de la cuisse et des deux tiers supérieurs de la jambe.

Quand on questionne le malade sur l'époque de son entrée dans la Clinique psychiatrique et sur ce qu'il a ressenti pendant les premiers jours qu'il y a passés, il devient évident qu'il ne se rappelle pas quand et avec qui il y est venu, ni ce qui lui était arrivé ; la plupart des faits lui ont échappé complètement et il ne se souvient que de certaines choses. Il ne se souvient pas d'avoir vu ni entendu quelque chose qui n'existât pas en réalité, et il n'a eu à cette époque aucune idée délirante. Il dit qu'il est revenu à lui graduellement et que le retour de la conscience était accompagné de sensations désagréables. Il se souvient d'avoir ressenti alors une douleur aux yeux et un serrement des tempes.

Le 12 août, le malade quitta la Clinique et rentra chez lui.

Observation XXIII

Dégénérescence mentale. — Goître exophtalmique — Lypémanie
(Bidon, *in* thèse de Raymond, Montpellier 1895)

Rose A..., 27 ans, célibataire, sans profession. Mère nerveuse ; père mort de broncho-pneumonie, de bonne santé habituelle, sauf quelques douleurs rhumatoïdes. Une cousine germaine a été atteinte de grande hystérie grave que j'ai soignée.

La malade a toujours été chétive. Elle est le fruit d'un avortement au huitième mois. Jamais de maladie sérieuse jusqu'à l'âge de 24 ans. Mais elle a des stigmates physiques de dégénérescence : le crâne est petit ; le front saillant et volumineux fait paraître la face plus étroite ; les oreilles sont mal bordées ; les dents irrégulièrement implantées ; le palais osseux légèrement ogival ; tout le corps très maigre. Caractère bizarre, intelligence moyenne.

A l'âge de 24 ans, elle reste orpheline ; elle perd en quelques jours son père qu'elle adorait et avec lequel elle vivait seule. Elle en conçoit un vif chagrin, ne veut plus quitter ses appartements, et vit tout à fait isolée avec une vieille bonne, refusant tous les partis de mariage que sa situation de fortune lui attire. Son caractère devient de plus en plus sombre et irritable ; elle sent ses forces diminuer ; elle est agacée, et se plaint de palpitations de cœur.

Appelé auprès d'elle en février 1891, je la trouve en proie à une surexcitation très grande, compliquée de prétendus accès fébriles qui, en réalité, me paraissent être de simples poussées de chaleur à la face et aux mains, sans que la température axillaire dépasse 37°6.

Il existe un tremblement à petites oscillations rapides qui occupe tout le corps, mais est surtout manifeste aux mains. Le cœur bat très vite (140 à la minute), mais il n'y a pas de souffle. Les battements carotidiens sont gênants; cependant, la nuit, les bourdonnements qu'ils produisent empêchent le sommeil. Il existe un petit goitre médian, étalé, mais peu saillant. Les deux yeux font une saillie très appréciable, quoiqu'elle n'ait encore rien de bien gênant; les paupières sont aussi mobiles qu'à l'ordinaire; il n'y a pas de paralysie oculomotrice.

Le côté mental présente aussi un vif intérêt. Cette malade a toujours peur. Dès qu'elle est seule, elle craint qu'on ne vienne lui faire du mal et bientôt elle voit des personnages fantastiques défiler dans sa chambre: ce sont surtout des gens de sa connaissance ou de sa parenté décédés depuis longtemps; ils ne cherchent pas à lui nuire; de plus, cette jeune fille n'ose plus sortir, de crainte de se trouver mal et de prendre froid, car elle est devenue frileuse à l'excès.

Je commençai le traitement par les antispasmodiques et surtout par le sulfate neutre d'atropine, dont je lis prendre chaque jour d'un demi-milligramme à un milligramme. Il me fut impossible de décider la malade à se soumettre à l'hydrothérapie sous quelque forme que ce fût: elle craignait de prendre froid. Mais j'arrivai à acquérir assez d'ascendant sur elle pour la soumettre avec fruit à la suggestion en état de veille. J'insistai sur la certitude de la guérison, et la disparition graduelle de tous les symptômes au retour de la belle saison. Aujourd'hui (3 mai 1895), les résultats sont manifestes: la tumeur cervicale a sensiblement diminué, mais non tout à fait disparu, les yeux paraissent un peu moins volumineux. Le pouls oscille de 80 à 90 pulsations par minute. Quelques promenades ont été faites; la marche est aisée, tant que la jeune fille reste dans son quartier; mais, dès qu'elle s'en éloigne, survient un accès d'angoisse qui l'oblige à rebrousser chemin.

Le tremblement est beaucoup moindre. Les accès d'apparence fébrile ont cessé.

Voici maintenant des renseignements inédits qui nous ont été communiqués par M. Bidon sur cette malade:

J'ai suivi pendant quelques mois encore cette malade, et l'amélioration s'est encore prononcée. Elle est moins peureuse et n'a presque plus d'hallucinations ; elle se risque à sortir de temps en temps et elle a pu passer l'été à la campagne. Mais elle demeure toujours irascible, recherchant la solitude. Physiquement, elle va mieux : tachycardie très modérée, goitre affaissé, exophtalmie un peu moindre, peu de tremblement, pas de bouffées de chaleur.

Les renseignements récents que j'ai sur cette malade indiquent un état stationnaire : les troubles psychiques restent atténués et l'intelligence, toujours peu développée, ne s'est pas affaiblie davantage.

Observation XXIV

Dégénérescence mentale. — Goitre exophtalmique. — Obsessions.
(Bidon, *in* thèse de Raymond, Montpellier 1895).

Mme J..., très impressionnable, a vécu dans le bien-être jusqu'à 41 ans. A ce moment, mort du mari, qui, par sa conduite incorrecte, a perdu toute sa fortune, et ne laisse après lui que des dettes. Elle, tombe dans la misère la plus complète ; chagrins intenses et prolongés.

Elle perd ses forces, tout l'impatiente et la met en colère ou la plonge dans une profonde dépression. Elle mange peu, digère mal, souffre de la tête, a de l'insomnie, du tremblement et de fortes palpitations de cœur ; enfin, elle devient incapable de tout travail et est réduite à entrer à l'hôpital.

C'est là que je la trouve en août 1890 ; elle est malade depuis un an environ, date de sa ruine. La première chose qui attire mon attention, est l'exophtalmie ; la tumeur thyroïdienne est également manifeste : elle a le volume d'une mandarine de moyenne grosseur. La tachycardie et les palpitations sont très gênantes : les carotides et le goitre sont soulevés à chaque battement cardiaque. Il existe un tremblement vibratoire généralisé. L'appétit est plutôt exagéré et la digestion se fait bien. De temps en temps, poussées de chaleurs gênantes, mais sans véritable fièvre. La menstruation ne se fait qu'avec des retards, des irrégularités : pendant cette période surtout, le caractère, toujours aigri, devient plus irritable, et le sommeil manque

6

tout à fait, tandis qu'en dehors des règles, il accorde toujours quelques heures de repos. Je soumis d'emblée la malade à l'hydrothérapie (douche froide quotidienne en jet brisé), aux bromures, à l'atropine et surtout à l'électrisation (une séance de galvanisation tous les deux jours, courant de 10 milliampères ; pôle positif sur la 6me vertèbre cervicale, pôle négatif à l'angle de la mâchoire, tantôt à droite et tantôt à gauche, durant 10 minutes).

Au bout d'un mois de ce régime, les forces commençaient à revenir. Mme J..., avait tellement confiance en moi qu'elle ne doutait plus de sa guérison. Elle quitta l'hôpital le 3 septembre, et dès lors je la soignai en ville, mais elle se refusait à suivre le traitement électrique, parce qu'il l'obligeait à trop de dérangements. Elle continua le reste du traitement. En octobre, je supprimai le bromure et le remplaçai par un peu de citrate de fer : l'amélioration continua.

Le 5 décembre, je note : règles arrêtées depuis deux mois ; insomnie ; palpitations (pulsations 100), boulimie. Je prescris un peu de chloral et d'atropine, que je remplace pour quelques jours par le chloral, puis l'extrait thébaïque, l'hypnone, l'enveloppement humide.

Le 13 juillet 1891, mes notes portent : pouls à 100 avec une intermittence par 10 ou 20 pulsations, sans autre désordre cardiaque ; quelques douleurs lombaires et utérines ; l'insomnie persiste, mais la gaieté revient parce que la situation pécuniaire s'améliore un peu. Je prescris 5 gouttes de teinture de strophantus matin et soir.

31 août. — Aggravation générale, parce que le travail, — par suite l'argent, — manque à la parente qui l'entretient.

En décembre, les secours sont plus abondants : amélioration générale ; quelques heures de sommeil chaque nuit ; pouls à 100 ; un peu de dyspepsie.

En février 1892, elle se plaint surtout de poussées de chaleur ; le reste va bien mieux, les palpitations gênent moins, le cou a une tendance à être moins volumineux.

Aussi, depuis cette époque, Mme J... ne vient plus me consulter que rarement.

30 septembre. — Douleurs de tête et insomnie, constipation, un peu d'émotivité.

Le 24 août 1894, mon registre porte : l'amélioration se dessine d'année en année ; le sommeil est en général très bon, mais au réveil la tête est encore un peu sensible, quoique non douloureuse à vrai dire ; il n'y a plus de palpitations (pouls 80), le sphygmomanomètre indique une pression de 9 centimètres à la radiale droite et de 14 centimètres à la radiale gauche. Les règles sont arrêtées depuis un an.

Le 4 février, on peut la considérer comme guérie. Elle le sent et le dit elle-même. La seule chose dont elle se plaigne encore, c'est une émotivité un peu plus forte qu'avant sa maladie et des accès momentanés d'insomnie.

M. le docteur Bidou a bien voulu nous donner sur cette malade les renseignements complémentaires suivants :

Hérédité : Père fonctionnaire, atteint de gravelle et mort d'apoplexie cérébrale ; mère émotive, morte de pneumonie ; une sœur est en bonne santé, mais a un caractère peu patient ; la fille aînée a été atteinte de faux goître exophtalmique, et fait l'objet de l'observation VIII, rapportée à la page 35 ; la fille cadette est chlorotique et dysménorrhéique, plusieurs autres enfants sont morts en bas-âge d'affections mal déterminées, quelques-uns avec convulsions.

Troubles psychiques : Quand elle était heureuse, cette malade avait un bon caractère, légèrement érotique. Depuis sa ruine et pendant sa maladie le caractère s'est aigri ; elle ne peut supporter la moindre contrariété sans colère ; alors elle s'agite, crie, brise les objets qui tombent sous sa main. Puis l'emportement se calme et la réaction se fait en sens inverse par une crise de dépression avec angoisse.

L'insomnie surtout était nettement mentale chez elle. A entendre la malade parler de cette incommodité, on eut dit vraiment que le sommeil était une personne qui avait pris à tâche de la tourmenter et à qui elle avait voué en conséquence une haine éternelle. Dès qu'elle se couchait, elle se mettait à appeler anxieusement le sommeil, déclarant qu'elle savait bien qu'il ne viendrait pas, puis peu à peu elle s'exaltait et luttait véritablement contre cet ennemi qui ne voulait pas répondre à ses appels. Si par hasard elle s'assoupissait un instant, elle attribuait son réveil en sursaut à un voisin qui rentrait, à une voiture qui passait dans la rue, à un chien, au vent, etc. Une fois même elle partit pour aller passer quelques semaines à la campagne ; le lendemain elle était de retour parce qu'elle prétendait qu'elle ne pouvait dormir hors de chez elle à cause du bruit que faisaient les grillons, les rossignols, les coqs et les chiens.

Ces troubles psychiques se sont amendés en même temps que les désordres physiques. Aujourd'hui, cette dame est guérie, elle a pu passer un mois à Paris où elle s'est très bien trouvée. Le seul désordre qu'elle conserve est l'incapacité de travail : dès qu'elle veut se livrer à quelque occupation, elle s'énerve, bouscule tout, puis est prise d'une douleur de tête qui l'empêche de continuer. Cependant elle commence maintenant à vaquer un peu mieux aux soins du ménage qu'elle avait été obligée d'abandonner jusqu'à ces derniers mois.

Observation XXV

(Personnelle)

Dégénérescence mentale. — Maladie de Basedow. — Obsessions. Impulsions au suicide.

Matt.., âgé de 41 ans, présente des antécédents héréditaires : son père est mort tuberculeux à 63 ans ; sa mère était d'une santé un peu fragile ; elle se plaignait facilement à tout propos, et avait eu des crises nerveuses probablement hystériques. Il a un oncle maternel déséquilibré, alcoolique, et une cousine germaine à l'Asile des aliénés de Marseille depuis quatre ans.

Son histoire personnelle est des plus mouvementées, tant au point de vue physique que mental. Il a eu des accidents convulsifs dans son enfance. D'une santé très délicate, il fut atteint de rougeole vers l'âge de 6 ans, de fièvre typhoïde vers 8 ans ; il eut des épistaxis fréquentes vers cette époque. D'une maigreur extrême, il se masturbait beaucoup, trois ou quatre fois par jour et même davantage, de son propre aveu, et cela jusque vers 13 ans. A partir de cette époque, son état physique était devenu meilleur, et, vers 18 ans, il pesait 85 kilos. Il commença alors le tour de France pour se perfectionner dans son métier de serrurier-mécanicien, qui lui rapportait alors de fortes journées ; il ne présentait rien de particulier au point de vue psychique. Au moment où il s'établit pour son compte personnel, à 23 ans, il voulut épouser une jeune fille d'une situation sociale supérieure à la sienne, ce qui empêcha le mariage. Matt... en fut profondément affecté. Il épousa, cependant, une autre femme à 26 ans, et n'eut jamais aucun ennui de la part de sa femme. Vers cette époque, il perdit une certaine somme d'argent qu'il avait prêtée. Il quitta Marseille quelque temps ; à son retour, en 1884, régnait une épidémie de choléra ; à peine descendu du train, il passe dans une rue très fréquentée en temps ordinaire, ne voit personne et est très effrayé de cette désertion. Quelque temps après, il abandonne son métier pour se charger d'une usine en association avec son frère, qui peu de temps après tombe malade et laisse la direction à Matt... Celui-ci n'était pas encore au courant, d'où nouveaux ennuis, à tel point qu'il ne mangeait plus et ne dormait plus. Il essaye de vendre cette usine qui valait une vingtaine de mille francs, et perd tout ; il avait alors 27 ans. C'est alors qu'il commença à avoir des palpitations, avec sensation d'angoisse et tendance à la syncope ; mais ces accidents-là sont très atténués et n'ont point encore la violence de ceux qui viendront dans la suite. Notre homme eut de nouveaux ennuis avec son propriétaire ; de plus, il espérait recueillir un héritage qui ne lui revint pas.

Matt..., d'un caractère très instable, changea fréquemment de profession, et fit presque chaque fois de mauvaises affaires ; il fit même faillite une fois et se trouva sans un sou. Tous ces ennuis provoquèrent une insomnie tenace, accompagnée d'une violente céphalée ; les palpitations augmentèrent d'intensité ; il avait de vives douleurs précordiales et une angoisse extrême. De l'amaigrissement se produisit à vue d'œil. Examiné à cette époque par un médecin, aucune lésion organique du cœur ne fut constatée ; ce n'est que plus tard, après une variole hémorragique, qu'apparut une cardiopathie.

Saisi plusieurs fois par les huissiers, il n'avait plus d'argent ; il essaie alors de se livrer à la représentation de commerce, mais les déboires continuent, et il ne peut jamais réussir dans ses affaires ; il est même condamné une fois à six mois de prison pour banqueroute. Alors il part pour Lyon, où il reprend son ancien métier ; il y travaille pendant deux ans. La vie redevient facile, car il gagne de fortes journées ; mais il est obligé de rentrer à Marseille à cause de la santé de sa femme. Très abattu déjà par les nombreux malheurs, son caractère a complètement changé ; il est triste, se plaint constamment, parle toujours de ses déboires, et ne cesse d'y penser, à tel point que cette idée arrive chez lui à l'état d'obsession. Rentré à Marseille, sa femme devient plus gravement malade, et, coïncidence malheureuse, son fils est atteint en même temps de fièvre typhoïde. Il mange le peu d'argent qui lui reste, abandonne son travail pour soigner sa famille, et tombe dans la misère, à tel point qu'il est obligé pour vivre de s'embaucher comme manœuvre.

Un jour, se trouvant à l'Hôtel-de-Ville, il aperçoit deux individus de mauvaise mine, et se figure qu'ils veulent le voler ; il est très effrayé. Les palpitations redoublent, ainsi que l'angoisse et les tendances à la syncope ; peu de temps après, il est atteint de variole hémorragique : dans le cours de sa maladie, il entend le médecin qui le soignait prononcer la phrase suivante : « Il a eu un commencement d'attaque et aurait pu devenir fou ». Cette phrase passe chez lui à l'état d'obsession. Très affaibli, il ne pèse plus que 45 kilos. Il a des céphalées extrêmement violentes qui n'ont disparu que deux mois avant l'époque où nous le voyons ; ce sont des névralgies occipitales partant de la nuque et allant irradier à la partie postérieure de la tête. Il prend un magasin d'épicerie et vient dans un quartier excentrique ; ce sont alors de nouveaux ennuis : ne pouvant payer les droits de régie, il est encore saisi. A ce moment, il est très agité ; les palpitations continuent, présentant toujours leur caractère angoissant, tendant à la syncope. « Les yeux me sortaient de la tête, dit-il lui-même, et tous les miens étaient effrayés de me voir ainsi ». Il avait alors de la boulimie, une polyurie considérable, et une diarrhée persistante. Peu de temps après, il se fit examiner par un médecin, qui constata l'existence d'une cardiopathie dont nous parlerons plus loin.

Quand il sortait de chez lui, il s'arrêtait devant sa porte, sans pouvoir avancer davantage ; une force mystérieuse le forçait à rester arrêté, et il ne pouvait se mettre en marche sans de longs efforts pour résister à cette force mystérieuse ; une fois parti, rien ne pouvait l'arrêter. Se promenant un jour dans le jardin de l'Ecole de médecine, il ne peut absolument pas résister à l'idée de parler à un étudiant et oblige l'un d'eux, qui était à bicyclette, à s'arrêter pour répondre à ses questions ; c'était chez lui une obsession dont il ne pouvait se défendre, et n'en était débarrassé que lorsqu'elle était satisfaite.

Un soir, au moment où il se couchait, ses persiennes fermées et la lampe allumée dans sa chambre, il se vit lui-même pendu à la croisée ; rien ne pouvait éloigner cette obsession, qui dura environ cinq ou six mois, et ne se produisait que le soir au moment où il se couchait. A partir de ce moment, l'idée de suicide ne le quitta plus ; il se traitait de lâche et se disait à chaque instant que s'étant promis de se suicider, il devait le faire. Il lut un jour dans un journal qu'une jeune fille n'était pas morte après s'être précipitée d'un quatrième étage ; il ne voulait pas employer ce procédé de suicide, de peur qu'il en soit de même pour lui, et renvoyait le moment fatal jusqu'après le 1er janvier 1896, époque à laquelle il fit une première tentative à l'aide d'un réchaud. Ce moyen n'ayant pas réussi, il attacha une corde à la croisée, mais ne donna pas suite à cette tentative, car il craignait de ne pouvoir mourir et se disait que du moment que la jeune fille n'était pas morte il en serait de même pour lui et qu'il souffrirait inutilement. Il faisait tous ses efforts pour cacher ses idées à sa famille ; il se disait qu'il était perdu, il avait peur lorsqu'il rentrait chez lui, n'osait pas sortir. Un soir, se voyant dans la misère complète, il fut pris d'une nouvelle impulsion au suicide, qu'il réalisa cette fois ; mais la corde dont il se servit cassa, et il put être sauvé à temps : quoique pris sur le fait, il nia cette tentative et avait ensuite honte de lui-même. A partir de ce moment, l'idée de suicide disparut et jamais plus il n'y a pensé.

Quelque temps après, malade, il est amené à l'hôpital de la Conception ; mais il est impossible de le décider à descendre de voiture, car il se figure qu'on va le mettre sur une table de dissection et procéder à son autopsie tout vivant.

Le malade continue à avoir des insomnies très tenaces. Il entre à l'Asile en février 1898 ; il présente alors une exophtalmie assez considérable qui persiste un mois. Peu à peu les désordres psychiques et les symptômes basedowiens s'atténuent parallèlement, l'isolement paraît produire sur lui le plus grand bien. Rien de particulier à signaler durant ce premier séjour à l'Asile, sinon une poussée cardiaque organique sous une influence indéterminée qui s'améliore avant sa première sortie. Il est calme, tranquille, ne présente plus aucune espèce d'obsession ni d'impulsion. Il sort au mois d'août de la même année en congé d'un mois. L'état mental reste stationnaire mais la cardiopathie s'aggrave : il présente de l'œdème des membres inférieurs, et rentre à l'Asile en hyposystolie Sous l'influence d'un traitement approprié, il se remet de ses troubles cardiaques. Il est toujours calme et tranquille, les palpitations s'atténuent, l'hypertrophie de la glande thyroïde persiste ainsi qu'une légère exophtalmie et du tremblement. Sort le 13 novembre 1898, et continue depuis sa vie de misère. Depuis sa sortie, il n'a pu trouver du travail, ou du moins ne persiste pas lorsqu'il est embauché ; son caractère est toujours très instable, mais il n'a plus rien présenté au point de vue mental, ni impulsions, ni obsessions d'aucune sorte.

Il n'y a jamais eu chez lui ni syphilis, ni alcoolisme, ni rhumatisme ; on ne constate aucun stigmate d'hystérie.

État actuel. — Paraissant plus vieux que ne le comporte son âge, notre malade est très maigre, et semble avoir beaucoup souffert. Extrêmement émotif, il pleure facilement, se tient tranquille avec peine, se lève pour parler, va, vient dans la salle où nous l'examinons. Se plaint d'une sensation de chaleur généralisée par tout le corps.

Il n'a pas d'asymétrie faciale, mais présente d'autres signes physiques de dégénérescence: voûte palatine en ogive, dents implantées irrégulièrement, oreilles mal ourlées, lobule adhérent.

On constate un léger degré d'exophtalmie.

Le corps thyroïde est augmenté de volume, surtout du côté droit; il provoque de la gêne et même de la douleur à la déglutition. On perçoit à la palpation du cou un soulèvement rythmé produit par les battements du corps thyroïde.

Quand on fait étendre les mains du malade, on constate du tremblement à oscillations de peu d'étendue mais très rapides.

Le pouls marque 120 pulsations. A l'inspection de la région précordiale, on constate un mouvement d'ondulation de la peau à la pointe, qui bat dans le sixième espace intercostal. A l'auscultation, les bruits du cœur sont un peu rapides, mais on ne constate pas de la véritable tachycardie ; un double souffle à maximum à la base est perçu nettement ; il y a insuffisance aortique avec hypertrophie. L'examen du cœur, fait avant la variole, n'avait rien donné; nous pensons que le cœur, mis en état de moindre résistance par les palpitations, a été une proie facile pour l'infection variolique. A la vue, on constate nettement les battements des artères du cou.

Au point de vue mental, on ne constate que son émotivité et son instabilité, mais les troubles psychiques paraissent complètement disparus.

Nous revoyons le malade le 12 février 1899. Les palpitations ont
reparu, on constate 112 pulsations à la radiale. Le corps thyroïde
paraît augmenté de volume, le tremblement s'est accru. L'état mental semble en même temps s'être aggravé. Toujours instable, ne
pouvant tenir en place, il nous raconte qu'il a une situation magni-
fique aujourd'hui, alors qu'hier il était encore dans la misère. Il s'est
improvisé entrepreneur-maçon, prétend qu'il exécute pour 60.000 fr.
de travaux, qu'il se promène en voiture; sa tenue nous prouve le
contraire. Il est vrai qu'il a pris une voiture pour venir à l'Asile, mais
ne pouvant la payer, il s'esquive et laisse le cocher attendre en vain
son retour. Il va ensuite dans un restaurant où il ne peut non plus
payer, et est mis pour ce fait en prison, d'où il nous écrit. Il termine
ainsi sa lettre : « Je compte sur vous pour me sortir de cette situation,
me rendre à ma famille et surtout à *mes chantiers* ».

D'après les quelques observations qu'on vient de lire, on
constate tout d'abord que les psychoses qui accompagnent la
maladie de Basedow peuvent revêtir toutes les formes : manie, lypémanie, délire de persécution, folie avec obsessions et
impulsions irrésistibles, etc. La littérature médicale contient
déjà un nombre de cas de ce genre assez considérable ; il est
impossible de les reproduire tous dans notre travail. Nous en
avons cependant réuni un certain nombre montrant dans leurs
aspects divers les folies qui coïncident avec le goitre exophtalmique.

Toutes ces formes ne sont pas, bien entendu, en rapport
avec la maladie de Basedow et peuvent apparaître en même
temps qu'elle par simple coïncidence. Nous en avons un exemple dans la malade qui fait l'objet de l'observation rapportée
dans la leçon de M. le professeur Mairet. Dans ce cas, en effet,
le doute n'est pas possible; tout s'accorde pour démontrer que
l'aliénation mentale est bien antérieure au goitre exophtalmi-

que. La lypémanie a débuté à la suite d'une émotion morale ;
un an après apparaissait la maladie de Basedow, qui se manifesta
tout d'abord par du tremblement, puis par de l'augmentation
de volume du corps thyroïde. Les cas de ce genre sont extrêmement rares; nous parlons, dans le chapitre relatif à l'historique, d'une malade dont l'observation est rapportée par
M. Joffroy, atteinte de lypémanie avec idée de persécution,
chez laquelle se développe, assez longtemps après, un goitre
exophtalmique. Nous ne notons, dans les antécédents de cette
malade, ni hystérie, ni alcoolisme ; la lypémanie existe depuis environ vingt ans; les premiers symptômes du goitre
exophtalmique sont seulement survenus il y a trois ans. Si l'on
établit une comparaison entre la marche des troubles psychiques et celles de la maladie de Basedow, on constate que la lypémanie, après avoir présenté des alternatives d'amélioration
et d'aggravation pendant dix-sept ans, s'est atténuée au moment
où le goitre s'installa ; au contraire, lorsque celui-ci s'améliora à son tour, la lypémanie reparut avec une vive intensité.
M. Joffroy dit, à ce sujet, qu'il considère ce fait comme un
cas mixte de mélancolie générale d'une part, de goitre exophtalmique d'autre part. « Il ne me répugnerait pas, ajoute
l'auteur, de regarder la mélancolie comme ayant favorisé
apparition du goitre exophtalmique, mais nous ne pourrions
aller plus loin et, pour nous, cette femme est atteinte de deux
affections différentes existant simultanément, la mélancolie et
le goitre exophtalmique. »

La conclusion qui s'impose dans les deux cas est donc la
suivante : l'aliénation ne peut pas être subordonnée au goitre
exophtalmique ; il n'y a donc entre la folie et la maladie de
Basedow aucun rapport de cause à effet.

Ce point acquis, et toujours pour ces mêmes cas, n'y a-t-il
aucune relation entre les deux maladies ? En d'autres termes,
le goitre exophtalmique n'a-t-il pas influé sur la marche de la

folie ? Chez la malade de Joffroy, les symptômes de la lypémanie s'atténuent lorsque le goitre exophtalmique apparaît et ré-
ciproquement le goitre exophtalmique s'atténue si un autre
accès de lypémanie éclate ; une maladie semble chasser l'autre. L'étude de la malade de M. le professeur Mairet donne
des renseignements plus précis encore : c'est à partir du moment où le goitre exophtalmique s'est développé qu'ont apparu
de violentes céphalées, de l'insomnie, une sensation de chaleur généralisée par tout le corps, de l'angoisse, des troubles
auditifs ; ces divers symptômes, qui font partie du cortège habituel de la maladie de Basedow, ont donné, sans contredit,
une couleur particulière aux idées délirantes.

Etudions maintenant les cas où la psychose débute en
même temps que le goitre exophtalmique ou le suit.

On ne peut nier tout d'abord que, dans nombre d'observations, les psychoses remarquées chez les basedowiens relèvent
d'états cérébraux indépendants du goitre exophtalmique. Ce
sont des cas où l'on observe dans les antécédents des tares
héréditaires ; ces tares héréditaires ne peuvent guère laisser
de doute sur l'origine des psychoses. Le goitre exophtalmique n'est alors, le plus souvent dans ce cas, que la cause occasionnelle des formes d'aliénation mentale qui peuvent survenir. M. Déjerine rapporte, dans son mémoire sur l'*Hérédité
dans les maladies du système nerveux*, des exemples frappants
d'alternance de psychose avec la maladie de Basedow. Il cite,
entre autres, une observation de névropathie héréditaire suivie
depuis plus d'un siècle à travers six générations où l'on voit
se succéder et alterner la folie et le goitre exophtalmique. Il
faut avouer cependant que nous ignorons complètement les lois
qui président à ces alternatives. D'un autre côté, pourquoi ces
malades atteints de goitre exophtalmique présentent-ils des
états psychiques différents ? Pourquoi tel basedowien devient-

il mélancolique, pourquoi tel autre devient-il maniaque ? Il est impossible de répondre ; comme le dit Christian, nous possédons jusqu'à présent l'intuition des lois de l'hérédité plutôt qu'une connaissance exacte de ces lois elles-mêmes.

Dans un certain nombre de cas, la prédisposition à l'aliénation mentale est excessivement marquée et elle est indubitablement la cause pathogénique de la folie ; on en trouve des exemples probants parmi les observations que nous rapportons.

La malade de Bœtteger, dont nous parlons dans notre historique, est une femme prédisposée héréditairement, d'un caractère excentrique. Le goitre exophtalmique apparaît peu après son mariage ; elle devient excitable, violente, présente des accès maniaques accompagnés d'agitation extrême et d'hallucinations.

La dégénérescence mentale est fréquemment aussi observée chez les malades. Basedow rapporte l'observation d'une dégénérée descendant d'alcooliques et de nerveux, qui devient aliénée une première fois à la suite de chagrins, quelque temps après un accouchement. Elle guérit et, longtemps après, apparaît un goitre exophtalmique ; ce n'est que dans le cours de celui-ci que, voyant son fils devenir fou, elle tombe elle-même malade et doit être internée.

Parmi les observations que nous donnons plus haut, on retrouve chez quelques malades des signes non douteux de dégénérescence mentale qui peuvent donner lieu à diverses formes de folie.

L'observation XXII est d'autant plus intéressante qu'il s'agit d'une forme peu commune d'aliénation mentale. Ce qui domine chez le malade qui en a fait l'objet, c'est l'incohérence, qui présente un caractère particulier : « elle faisait supposer un dérangement de la volonté et un extrême dérangement de l'attention active, plutôt qu'un groupement irrégulier des

associations d'idées. » Il n'y a pas d'idées délirantes, d'hallucinations, ni d'illusions ; ce n'est ni de la manie vraie, ni de
l'excitation maniaque, mais plutôt de la confusion mentale. On
ne peut nier sans doute dans ce cas la dégénérescence, mais
le goitre exophtalmique paraît avoir prêté à la psychose une
empreinte caractéristique ; Soukhanoff est d'avis que dans ces
cas on doit faire intervenir l'altération de la circulation cérébrale qui peut être la cause immédiate de l'affection, tandis
que la dégénérescence en est une cause plus éloignée. Mais
il ne faut pas, dit-il, perdre de vue que le goitre est en rapport
immédiat avec une affection de la glande thyroïde et que l'intoxication thyroïdienne ou mieux la saturation de l'organisme
par le poison thyroïdien peut aussi intervenir comme facteur
étiologique dans la production de la psychose. D'ailleurs les
folies toxiques prennent souvent la forme de confusion mentale.

La première observation de Soukhanoff est une lypémanie survenue à la suite d'un goitre exophtalmique ; la dégénérescence
mentale s'y retrouve nettement ; mais la maladie de Basedow
et la psychose ne s'y trouvent pas en rapport aussi direct que
dans le premier cas ; ces deux maladies se sont déclarées
simultanément et le goitre exophtalmique a donné une empreinte particulière au trouble mental.

Les observations qui nous ont été communiquées par M. le
docteur Bidon pourraient être rapprochées des précédentes.

Nous nous appesantirons davantage sur notre observation
personnelle, et nous essayerons d'en dégager les réflexions
qu'elle comporte. Il s'agit d'un dégénéré présentant une hérédité chargée, qui fut atteint, dans le cours d'un goitre exophtalmique, d'obsessions et d'impulsions au suicide. Comme nous
l'indiquons au début de l'observation, ce malade a des antécédents héréditaires marqués, il présente de plus quelques
signes de dégénérescence physique. Tant qu'il est dans une si-

tuation pécuniaire qui lui permet de vivre aisément, il n'y a rien à noter au point de vue mental ; ce n'est que le jour où, sous l'influence d'une vive émotion, éclate le premier symptôme de sa maladie de Basedow, la tachycardie, que l'on peut constater le début des troubles psychiques. D'un caractère extrêmement instable, il n'est jamais satisfait de sa situation, il en change souvent ; sans volonté à cause de son instabilité de caractère, il est incapable de remonter le courant qui l'entraîne ; il ne peut se livrer à un travail suivi et se laisse aller à la misère, ayant pourtant entre les mains une profession rémunératrice ; il y a là une lacune dans son intelligence.

Toutes les fois que survient un choc moral (ce qui est fréquent, car, dans la misère maintenant, il est constamment obsédé par le souvenir d'un passé meilleur), éclate un accès de goitre exophtalmique, bientôt suivi de perturbations mentales graves, obsessions, impulsions au suicide. Les accès de goitre exophtalmique, caractérisés par de la douleur précordiale, de l'angoisse, ont été la cause occasionnelle de ces troubles psychiques présentant eux-mêmes un caractère angoissant, et paraissent avoir donné une direction aux bouffées délirantes qui ont éclaté.

Ces divers symptômes psychiques entrent évidemment dans le cadre de la dégénérescence mentale ; outre les tares physiques, les anomalies de l'intelligence (affaiblissement de la volonté) et du sens moral (onanisme) forment un fond de dégénérescence qui reste silencieux longtemps, et dont les manifestations n'ont éclaté qu'après les accès de goitre exophtalmique, suivant les diverses étapes de la maladie de Basedow, s'améliorant parallèlement, car lorsque le malade entre à l'Asile, l'isolement l'éloigne de tout choc moral, et l'on voit s'atténuer les symptômes de la maladie de Basedow et avec eux les bouffées délirantes.

On ne saurait nier chez ce malade un rapport étroit entre l'état mental et le goitre exophtalmique. Il est certain que la maladie de Basedow n'a pas été ici la cause déterminante des troubles psychiques, la dégénérescence mentale est indéniable ; mais c'est évidemment sous l'influence des accès de goitre exophtalmique agissant comme cause occasionnelle qu'ont éclaté les désordres mentaux, et leur marche parallèle est bien la preuve de leur relation.

Ainsi, chez cette catégorie de malades, les troubles vésaniques peuvent apparaître à toutes les périodes de la maladie de Basedow, mais ce qui est à noter, c'est la relation indéniable qui existe entre la marche du goitre exophtalmique et celle de ces troubles vésaniques.

Jusqu'ici il n'a été question, dans ce que nous venons de dire, que de malades présentant des tares héréditaires ; il y a quelques cas où l'on rencontre des accès de folie dans les antécédents personnels, et où, sous l'influence du goitre exophtalmique, éclatent de nouvelles poussées délirantes. Une malade de Rendu avait eu, bien longtemps avant l'apparition de sa maladie de Basedow, une attaque de manie puerpérale ; cette femme, qui ne présentait aucun stigmate d'hystérie, eut en même temps un goitre exophtalmique et un nouvel accès de folie avec hallucinations, idées fixes, sensations subjectives. Martin rapporte un cas de ce genre : une malade qui, à la suite d'une grossesse, avait eu un accès de manie aiguë, voit apparaître à la fois un goitre exophtalmique et des troubles mentaux. Dans ces cas, évidemment, le goitre exophtalmique n'est que la cause occasionnelle de la folie.

Mais la littérature médicale contient quelques observations de maladie de Basedow, fort rares il est vrai, où l'on ne rencontre absolument aucune espèce de prédisposition, ni héréditaire ni personnelle, à l'aliénation mentale. La malade de Johnstone, qui fait l'objet de l'observation XVIII de notre thèse, est dans ce cas ; sur elle, en effet, ne pèse aucune hérédité, et elle n'a présenté aucun trouble psychique avant le développement du goitre exophtalmique ; à mesure que celui-ci fait des progrès, les troubles nerveux s'accentuent : c'est d'abord de l'émotivité, puis de la céphalalgie, des vertiges, de l'affaiblissement de la vue, du nystagmus, de l'hésitation de la parole et enfin des troubles psychiques.

Martin rapporte un cas analogue : une jeune femme de 32 ans, sans antécédents nerveux, fut prise de manie aiguë dans le cours d'une maladie de Basedow. Elle avait l'air égaré, parlait d'une façon incohérente et ne pouvait rester tranquille un instant ; elle riait, vociférait et proférait des jurons obscènes. Elle passait alternativement de l'état de calme à une violente agitation. L'état mental s'améliora, mais la cachexie exophtalmique fit des progrès, et la malade succomba un an plus tard.

Ne pourrait-on rapprocher ces observations de manie aiguë des cas de délires maniaques qui font l'objet de nos observations XV et XVI ? et ne faudrait-il pas encore voir ici des états psychiques dus à des troubles graves de la nutrition ? Le goitre exophtalmique entraîne un état général mauvais, il met la cellule cérébrale dans un état de faiblesse tel que l'aliénation mentale éclate alors même que le terrain n'est pas préparé.

Dans l'intéressante observation de M. Devay, que nous reproduisons entièrement (obs. XX), il s'agit cette fois non plus de manie, mais de lypémanie anxieuse. Le malade ne présente aucune espèce d'antécédents, soit héréditaires, soit personnels ; il n'est pas alcoolique, il ne présente pas non plus de stigmates de l'hystérie ou de la neurasthénie. Il n'a jamais eu,

antérieurement au goitre exophtalmique, aucun trouble du
côté de l'état mental : il était calme, pondéré, travailleur.
M. Devay se demande si on a le droit de considérer cette suc-
cession de phénomènes : accès de mélancolie, maladie de Basedow, comme une association morbide temporaire, ou plutôt
comme une forme spéciale d'un état mental propre au goitre
exophtalmique. Quoi d'étonnant, d'autre part, que dans des
cas de maladie de Basedow de ce genre, les palpitations
bruyantes au point de provoquer l'insomnie, la sensation obsé-
dante d'étouffement, la lipothymie, la terreur d'une mort qui
semble imminente, tout cela tende à produire la lypémanie
anxieuse? Avec M. Devay, nous nous arrêterons à cette opinion
que le goitre exophtalmique « détermine dans quelques cas,
par le fait de poisons du système nerveux, soit incomplète-
ment détruits par la glande thyroïde, soit créés par une hyper-
sécrétion thyroïdienne, un état psychique caractérisé et par
les symptômes de cette maladie et par de la mélancolie
anxieuse ». Le traitement lui-même vient corroborer cette manière de voir.

D'après ces quelques réflexions, il semblerait que le goitre
exophtalmique puisse réellement produire lui-même, de son
seul fait, l'aliénation mentale sous forme de manie et de lypémanie. La science ne possède cependant pas un nombre suffi-
sant d'observations pour permettre d'affirmer formellement ce
fait. Il est certain que, dans la grande majorité des cas, l'hérédité a une importance considérable; là, le goitre exophtalmique n'a été que la cause occasionnelle de la folie, qui a
évolué sur un terrain favorable. Mais, sans enlever à la prédisposition héréditaire sa valeur étiologique dans la production
des désordres mentaux que l'on observe dans la maladie de
Basedow, ne pourrait-on rattacher ces désordres à une étio-

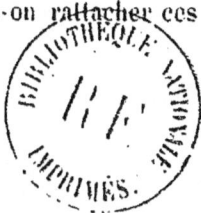

7

logic plus rapprochée et les faire dépendre de cette affection au même titre que certains troubles de la motilité (tremblement, paralysies, mouvements choréiformes) et certains troubles nerveux (crises diarrhéiques, sudorales, albuminurie, glycosurie, congestions viscérales), surtout lorsque ces désordres mentaux se sont manifestés chez des individus indemnes de toute tare névropathique, tant dans leurs antécédents héréditaires que personnels?

CHAPITRE VII

PRONOSTIC ET TRAITEMENT

I. — PRONOSTIC

Si l'on considère la grande variété des troubles psychiques liés à la maladie de Basedow, il est facile de conclure combien variable aussi sera le pronostic. En effet, les simples modifications du caractère, les divers troubles de l'intelligence et de la volonté, qui eux sont des symptômes constants du goitre exophtalmique, ne peuvent être comparés au point de vue de la gravité aux psychoses franches telles que la manie et la lypémanie.

Lorsque les troubles dans l'état mental relèvent d'une névrose, hystérie, neurasthénie, le pronostic ne paraît pas devoir comporter une gravité exceptionnelle.

Dans les cas où le goitre exophtalmique suit l'apparition de l'aliénation mentale, il paraît augmenter la gravité des troubles psychiques. On en a une preuve dans l'observation de la malade de M. le professeur Mairet : dans les antécédents personnels de cette femme, on relevait trois accès de lypémanie : le premier était survenu à l'âge de 22 ans, le deuxième à 37 ans et le troisième à 52 ans ; la durée de chacun de ces accès ne dépassait pas douze à quinze jours, tandis que l'accès qui correspond à l'apparition de la maladie de Basedow, avait déjà trois ans de date au moment où l'observation a été prise. De plus, dans les accès précédents, les impulsions, l'agitation, les tendances au suicide que manifestait cette femme étaient moindres que dans l'état actuel, ce qui avait permis à la malade de continuer à vivre au sein de sa famille.

D'un autre côté, si l'on considère les états maniaques relatifs aux troubles de la nutrition dans le goitre exophtalmique, on reconnaîtra que le pronostic est défavorable et que la maladie se termine fréquemment par la mort, après que l'agitation maniaque a suivi les fluctuations de la marche de la maladie de Basedow.

Les antécédents (héréditaires ou personnels) ainsi que les tares névropathiques si fréquentes devront être mis en ligne de compte pour l'appréciation du pronostic. Grâce à ces commémoratifs, on peut entrevoir quelle sera l'évolution de la maladie. C'est ainsi que si l'on se trouve en présence d'un goitre exophtalmique développé chez un dégénéré, le pronostic sera défavorable.

On voit souvent les troubles mentaux passer à l'état chronique et la folie devenir alors incurable.

II. — TRAITEMENT

Dans les cas où le goitre exophtalmique apparaît chez des malades présentant des tares héréditaires, on doit, s'il n'y a pas encore de troubles dans l'état mental, essayer d'éviter le plus possible les émotions au malade, l'éloigner de la vie active en lui recommandant le séjour à la campagne.

Les simples modifications dans le caractère suivent en général la maladie de Basedow et s'atténuent en même temps qu'elle sous l'influence du traitement.

Si l'on a affaire à l'association d'une névrose avec la maladie de Basedow, on devra traiter parallèlement les deux affections.

Lorsqu'il s'agit de véritable aliénation mentale, on ne doit jamais perdre de vue que le plus souvent l'amélioration de la maladie de Basedow est accompagnée d'une atténuation dans les troubles vésaniques.

On commencera, si ces troubles sont trop accentués, par isoler les malades et on les soumettra alors au traitement du goitre exophtalmique. Nous passerons rapidement en revue les moyens de traitement qui ont été employés.

L'hygiène doit tout d'abord jouer un grand rôle : elle doit être plus morale que physique. Les émotions seront évitées, le calme sera aussi complet que possible autour du malade. Les écarts de régime, les boissons excitantes et alcooliques seront interdites ; le séjour à la campagne sera conseillé.

On devra joindre à l'hygiène l'hydrothérapie, qui agira en même temps sur l'état mental du sujet. D'après Trousseau « l'hydrothérapie serait un révulsif puissant capable de décongestionner la glande thyroïde et de transporter la fluxion sur d'autres points du corps ». De quelque façon qu'elle agisse, elle est un puissant calmant, et, sous son action, tous les symptômes entrent souvent en voie de décroissance.

L'électrothérapie a fourni des cas de guérison rapide, ou pour le moins d'amélioration. La méthode de faradisation recommandée par Vigouroux « est la seule, dit Charcot, qui donne des résultats absolument remarquables ». L'électricité statique est mal tolérée par les basedowiens.

La pharmacopée n'a pas pu fournir un médicament spécifique, et depuis un demi-siècle, ce n'a été qu'une série de tentatives voulant atteindre tel ou tel symptôme dominant de la maladie. On a essayé successivement l'iode, l'iodure, le fer, la digitale, l'ipéca, le veratrum. Les symptômes dépendant du système nerveux sont le plus souvent rapidement améliorés par les bromures; ils agissent comme hypnotiques et sédatifs et réussissent parfois. Tous les bromures ont été employés, associés ou isolés ; c'est, au dire de tous les auteurs, un des médicaments sur lesquels on peut le plus compter. On a essayé encore le valérianate de fer, le chloral, l'éther, le chloroforme.

Avant de parler de l'opothérapie thyroïdienne, qui aurait pourtant sa place à la suite du traitement médical, mais que nous reporterons à la fin de ce chapitre à cause de son actualité, nous donnerons un aperçu des traitements chirurgicaux qui ont été proposés contre le goitre exophtalmique.

La thyroïdectomie doit être abandonnée, car les dangers du myxœdème, surtout chez les jeunes sujets, interdisent toute tentative d'ablation complète de la glande thyroïde.

L'exothyropexie, imaginée par MM. Poncet et Jaboulay, consiste à mettre le corps thyroïde à jour, à le détacher de la trachée et à l'attirer entre les lèvres de la plaie, où il est abandonné sous un pansement antiseptique. Sous l'influence de l'air, les vaisseaux se rétractent, se fanent, le corps thyroïde diminue de volume ; quand il est revenu à des dimensions normales, on ferme la plaie. Cette opération a donc pour but l'atrophie de la glande.

La ligature des artères, pratiquée également dans le but d'obtenir l'atrophie glandulaire, a donné quelques résultats.

Mais tous ces traitements ont amené des déceptions. « L'intervention chirurgicale, dit M. Joffroy, ne doit pas être conseillée à la légère, et tout goitre est loin de pouvoir être traité par l'opération. Même quand on n'enlève que la moitié de la glande, on n'est pas à l'abri des accidents myxœdémateux. »

La section double du sympathique cervical, préconisée par M. Jaboulay, a donné parfois d'assez bons résultats ; on a vu à la suite de cette opération les divers symptômes de la maladie de Basedow s'atténuer, disparaître même, et les troubles psychiques ont été parfois modifiés. La sympathicotomie est donc, pour le moment, le procédé chirurgical de choix.

OPOTHÉRAPIE THYROÏDIENNE. — La plupart des auteurs qui ont expérimenté les extraits de corps thyroïde dans le goitre simple en proscrivent systématiquement l'emploi dans le goitre exophtalmique. Or, à l'heure actuelle, on n'a même pas la pathogénie pour se guider. On discute toujours pour savoir si c'est l'hypothyroïdisation ou l'hyperthyroïdisation qui déterminent la maladie ou en sont le résultat : entre ces opinions se dresse la théorie peut-être plus satisfaisante de la parathyroïdisation, défendue par Eulenburg, de Berlin.

En tout état de cause, puisque la pathogénie est encore si obscure, puisqu'il est devenu à peu près impossible de considérer le goitre exophtalmique comme une entité morbide, puisqu'il y a non une maladie de Basedow, mais des « basedowiens » groupés en divers types très différents, rien ne commande l'abstention formelle et *a priori* d'une thérapeutique thyroïdienne contre cette affection. Cette thérapeutique doit d'autant moins être écartée d'une façon systématique comme étant dangereuse ou simplement irrationnelle qu'elle compte à son actif un certain nombre de succès.

Brissaud, dans le rapport qu'il présenta au Congrès des neurologistes et aliénistes de 1895, rappelle les succès obtenus par Voisin ainsi que par Bruns, Reinhold, Béclère, Bogroff. En 1895, Silex communique un autre cas suivi de guérison. Le malade de Devay, dont nous rapportons l'observation, a complètement guéri par le traitement thyroïdien ; voici, d'ailleurs, ce que dit cet auteur: « Le bromure et les douches froides n'eurent aucune influence sur les palpitations angoissantes, ni sur l'insomnie ; il en a été de même de toute la série des hypnotiques. Nous avons alors pensé à la médication thyroïdienne ; le corps thyroïde a été absorbé en nature. Au bout de huit jours de ce traitement quelque peu paradoxal, le syndrome goitre exophtalmique a diminué jusqu'à disparaître complètement, sans que l'état mental en subisse un amoindrissement. Le malade est parti guéri, soit au point de vue physique, soit au point de vue psychique. »

M. le professeur Mossé (de Toulouse) dans son remarquable rapport sur l'*État actuel de l'opothérapie* (Congrès de médecine de Montpellier, 1898) rapporte l'observation suivante :

Observation XXVI

Il vient de nous être donné d'observer un cas de ce genre chez une femme ayant eu, il y a une vingtaine d'années, à la suite d'un accouchement, des phénomènes de basedowisme très marqués. Tout était rentré dans l'ordre, après une période de huit mois environ, pendant laquelle la malade avait été soumise à divers traitements, en particulier au traitement iodé et ioduré ; phénomènes nerveux, sensations de chaleur, tremblements, sueurs, excitation, goitre, avaient disparu.

Une seconde fois, il y a quelques années, il paraît s'être produit une autre poussée agressive avec palpitations comme symptôme prédominant. Après la ménopause de nouveau le cou grossit et les mêmes phénomènes se reproduisent ; les yeux sont brillants mais sans exophtalmie, parfois palpitations violentes, léger tremblement vertical des mains. Le pouls, fréquent, devient très rapide à la moindre émotion (120 quand le malade vient pour la première fois à l'Hôtel-Dieu, et quelques jours après, avant tout traitement, la malade étant plus calme, P. 98).

L'examen du cou, l'analyse des troubles nerveux, agitation, tremblement, insomnie, sueurs, palpitations, enfin l'existence antérieure du même syndrome en corrélation avec un accouchement nous ont conduit à porter le diagnostic *maladie de Basedow*, liée à l'existence d'une modification des fonctions utéro-ovariennes. La médication thyroïdienne instituée avec prudence, 1 à 2 grammes de glande par jour, est rapidement suivie de l'amélioration que nous cherchions sans l'espérer. Après six jours de traitement, le mieux-être général était très sensible. Le pouls est devenu plus lent, l'insomnie, les bouffées de chaleur, l'agitation, l'irritabilité, sont très manifestement atténuées. Le cou n'a pas sensiblement changé de volume : mais la malade, très satisfaite, le trouve moins gros.On continue le traitement en espaçant l'administration du médicament ; l'amélioration s'accentue ; le goitre rétrocède plus lentement que les autres symptômes et continue à diminuer après suppression de la médication.

M. le professeur Mossé se demande si ce résultat favorable est dû à l'opothérapie, et croit pouvoir répondre par l'affirmative. On ne peut en effet dans ce cas invoquer l'effet de la suggestion, car la malade avait été prévenue non seulement de l'incertitude du succès, mais encore de l'apparition possible d'une recrudescence de symptômes nerveux et des battements de cœur.

M. le professeur Mairet a bien voulu nous communiquer une observation d'autant plus intéressante que la maladie de Basedow était associée à l'aliénation mentale.

Observation XXVII

Lypémanie. — Maladie de Basedow. — Guérison par l'opothérapie thyroïdienne
(Due à l'obligeance de M. le professeur Mairet)

Mme G... était âgée de 40 ans lorsqu'elle entra à l'Asile, le 30 septembre 1893. Elle présente une aliénation mentale à direction lypémaniaque, avec perversions sensorielles (elle voit des serpents, du feu, son fils), d'où un état d'inquiétude constant avec apeurement, refus d'alimentation et insomnie. On constate en outre :

1° Un état d'égarement intellectuel très marqué;

2° Des pratiques d'une saleté repoussante : non seulement elle mouille et salit sous elle, mais elle prend ses matières fécales à pleines mains, les étend le long du mur ou dans son lit.

L'état physique est mauvais, l'anémie profonde, la face et les muqueuses sont pâles, les extrémités inférieures sont œdématiées, les pupilles dilatées. Il existe certains troubles qui font penser à une

maladie de Basedow : pouls faible, dépressible, excessivement fréquent (150 pulsations par minute); affaiblissement considérable des
bruits du cœur, et tremblements verticaux des extrémités supérieures; ces tremblements sont excessivement fréquents; cependant il
n'y a ni goitre ni exophtalmie.

On met tout en œuvre pour relever la nutrition générale et les
battements cardiaques : alimentation, hydrothérapie et frictions,
fer, digitale, caféine, spartéine; on fait même des injections de
chlorure de sodium. Tout reste sans résultat, du moins en ce qui
concerne l'intelligence. Au point de vue physique, la santé se relève
un peu; mais le pouls reste toujours fréquent, les tremblements
verticaux persistent, et commence nettement à apparaître de
l'exophtalmie, sans goitre.

Cet état dure ainsi 8 mois. Ce que voyant, nous nous décidons à
faire des injections de liquide thyroïdien. Sous leur influence, des
modifications se produisent dans le délire; la malade est moins
triste, moins absorbée, moins sale; mais elle devient méchante, se
révolte volontiers, dit de gros mots et frappe les autres malades;
elle se plaint beaucoup des piqûres qu'on lui fait et de douleurs de
tête. Puis, assez rapidement, une amélioration très nette se prononce; elle se trouve mieux, ne ressent plus de douleurs de tête,
est propre, se rend compte, mais vaguement, de ce qu'elle avait
autrefois; elle se souvient toutefois nettement de ses hallucinations
de la vue.

Ces modifications frappent tout le monde et, en particulier, sa
famille; elles s'accentuent encore, la malade commence à travailler
régulièrement, seulement elle se plaint d'y voir double. A certains
moments, elle est reprise par la tristesse, mais ces moments sont
passagers; l'amélioration se prononce de plus en plus. En même
temps, le pouls devient beaucoup moins fréquent (92 pulsations au
lieu de 150), les battements plus énergiques, mais l'exophtalmie
reste très nette, s'accompagnant d'un léger strabisme.

Un an et demi après l'entrée, cette malade quittait l'Asile; le délire
avait disparu, l'intelligence semblait cependant un peu affaiblie,
l'exophtalmie persistait toujours.

Elle est rentrée chez elle, a pu reprendre ses occupations et depuis
deux ans et demi environ elle vit ainsi au dehors. Toutefois il y a
plus d'un an que nous n'avons pas eu de nouvelles d'elle.

Il y a dans cette observation, dit M. le professeur Mairet, un tel rapport entre les injections de liquide thyroïdien et l'amélioration constatée que je suis entraîné à voir là plus qu'une coïncidence, d'autant plus que tous les traitements faits antérieurement avaient complètement échoué.

M. Odilon Martin rapporte l'observation d'un malade atteint de goitre exophtalmique guéri par l'administration d'extrait de corps thyroïde. M. Weiller (de Saint-Dié) publie aussi le cas d'une malade chez qui le traitement thyroïdien a eu un plein succès; le cas était très grave, et les médications habituelles avaient échoué complètement.

D'après ce que nous venons de voir, l'avis presque unanime des auteurs contre-indiquant tout à fait les préparations de thyroïde dans le traitement du goitre exophtalmique est certes un peu trop catégorique. S'il existe de nombreux cas où ce médicament a complètement échoué, s'il existe des cas où il a provoqué des accidents, il en est d'autres, rares jusqu'à présent il est vrai, où certains malades lui ont dû des améliorations et même des guérisons inespérées. « Ce nombre de privilégiés, si petit qu'il soit, ne doit pas faire rejeter un médicament qui peut donner d'excellents résultats dans certains cas. Ce qui fait précisément le petit nombre de ces cas heureux, c'est le défaut d'application de ce médicament qui est réputé dangereux. Cependant, en surveillant de très près les malades, et en commençant par des doses faibles, on peut sans crainte prescrire la médication thyroïdienne dans le traitement du goitre exophtalmique lorsque les autres médications habituelles ont échoué, quitte à en cesser l'administration à la moindre alerte » (Weiller).

CONCLUSIONS

1° La maladie de Basedow est presque constamment accompagnée de changements dans le caractère et de modifications dans l'intelligence.

2° Elle peut être associée à une névrose, hystérie, épilepsie, neurasthénie, et il est difficile alors de déterminer à laquelle des deux affections doivent être rapportés les troubles psychiques.

3° Ces troubles psychiques se présentent parfois sous forme de délire, accident passager que l'on ne doit autant que possible pas confondre avec la véritable aliénation mentale. Ce délire peut présenter divers aspects (idées de persécution, hallucinations, excitation maniaque). On doit en chercher la pathogénie, soit dans un mauvais fonctionnement de la glande thyroïde, soit dans les troubles de la nutrition qui accompagnent le goitre exophtalmique surtout à sa période ultime.

4° Lorsque la maladie de Basedow coïncide avec l'aliénation mentale, on trouve fréquemment dans les antécédents des malades des tares héréditaires ou personnelles, et alors le goitre exophtalmique ne peut être regardé que comme cause occasionnelle.

5° Il semble que le goitre exophtalmique soit capable de donner naissance à l'aliénation mentale sous forme de manie et de lypémanie; elle doit être dans ces cas considérée comme un symptôme épisodique de la maladie de Basedow.

6° Dans les cas où les troubles psychiques sont sous la dépendance du goitre exophtalmique, ils s'atténuent en même temps que lui sous l'influence d'un traitement approprié..

7° De tous les traitements médicaux, le meilleur est l'opothérapie thyroïdienne, qui doit cependant être utilisée avec prudence. On ne recourra à l'intervention chirurgicale (sympathicotomie) que lorsque tous les procédés médicaux auront échoué.

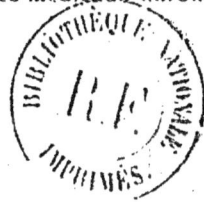

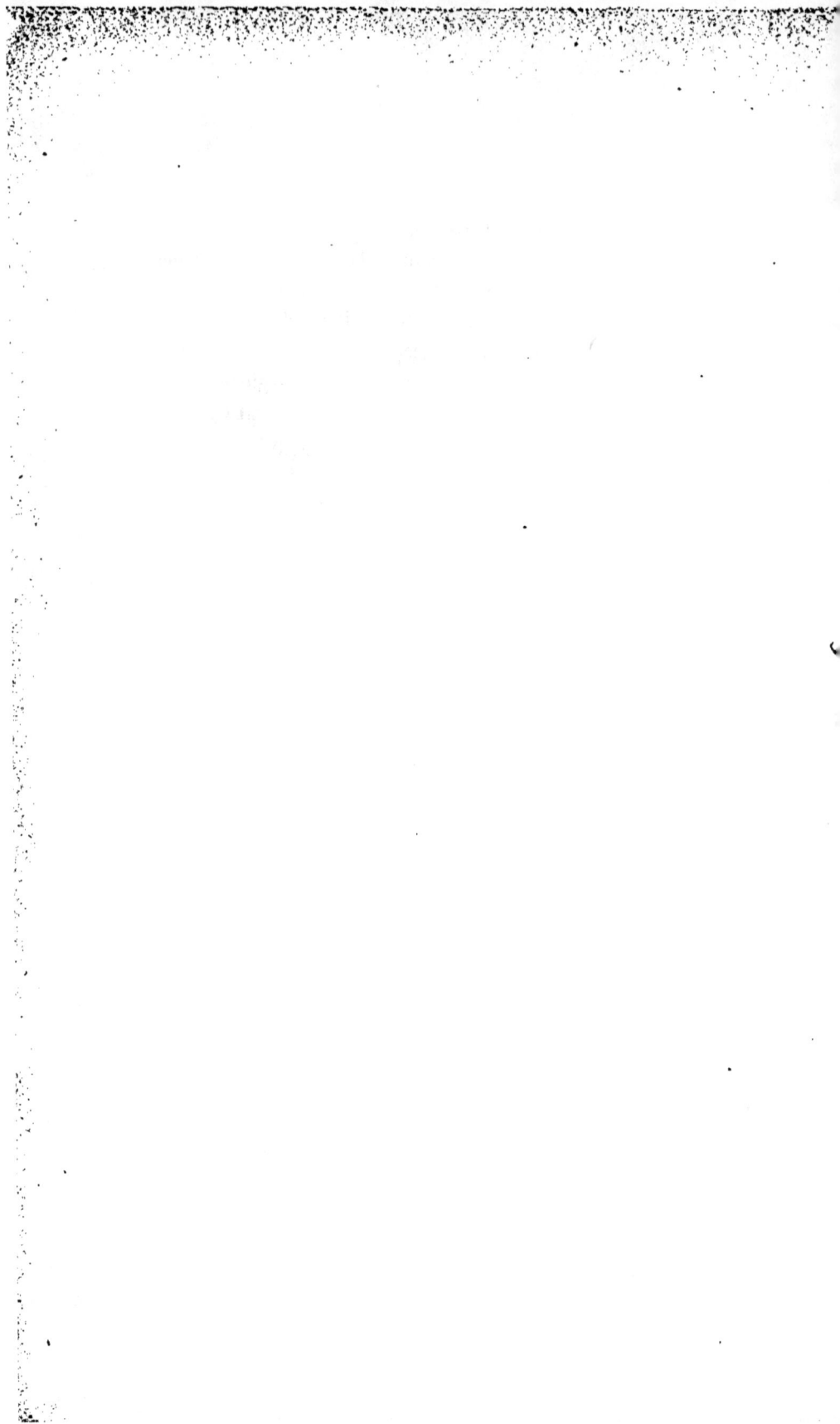

BIBLIOGRAPHIE

ABADIB. — Pathogénie et traitement du goitre exophtalmique. *Presse Médicale*, 3 mars 1898.

AMALDI. — La glande thyroïde chez les aliénés. *Riv. sper. di freniat.* Reggio-Emilia, 1897.

ANDREW. — Goitre exophtalmique avec aliénation mentale. *American Journal of insanity*, 1870.

AUSTIN. — Des troubles psychiques d'origine thyroïdienne et de leur traitement chirurgical. Thèse de Lyon, 1897.

BALL. — Goitre exophtalmique. *Gazette des Hôpitaux*, 1873.
— Leçons sur les Maladies mentales, Paris, 1880.
— Goitre exophtalmique. *L'Encéphale*, 1888.

BALLET. — De quelques troubles du système nerveux central observés chez les malades atteints du goitre exophtalmique. *Revue de Médecine*, 1883.
— Des idées de persécution dans le goitre exophtalmique. *Bulletin de la Société médicale des Hôpitaux de Paris*, séance du 29 février et du 18 avril 1890.

BORIÈS. — Médication thyroïdienne chez les aliénés. Thèse de Toulouse, 1896.

BÉNARD. — Contribution à l'étude du goitre exophtalmique ; pathogénie et traitement. Thèse de Paris, 1882.

BŒDEKER. — Etude clinique sur les troubles mentaux dans le cours de la maladie de Basedow. *Charité Annalen*, 1889.

BOÉTEAU. — Des troubles psychiques dans le goitre exophtalmique. Thèse de Paris, 1892.

BOETTEGER. — Un cas de maladie de Basedow compliqué de folie. *Allgemeine Zeitschrift für Psychiatrie und psychisch gerichtliche Medicin*, Berlin, 1877.

— 112 —

BLOTTIÈRE. — Les différents traitements du goitre exophtalmique. *Revue internationale de Médecine et de Chirurgie*, 1898.

BOINET. — Recherches sur le goitre exophtalmique. *Revue de Médecine*, 10 juillet 1898.

BRISSAUD. — Corps thyroïde et maladie de Basedow. *Rapport* au Congrès des médecins aliénistes et neurologistes. Bordeaux,1895.

BRUNET. — Dégénérescence mentale et goitre exophtalmique. Thèse de Paris, 1893.

CANE. — Relations of the exophtalmic goitre with mania. *Lancet*, décembre 1877.

CARNOT. — *V.* Gilbert et Carnot.

CHARCOT. — Leçons du mardi, 1888-1889.

CHARRIN. — Leçons de pathogénie appliquée, 1897.

CHATTERTON. — *Revue des sciences médicales*, p. 530, 1874.

CHEVALIER. — Des troubles de la motilité et de la pathogénie du goitre exophtalmique. Thèse de Montpellier, 1890.

CINTRAC. — Cas de goitre avec désordres cérébraux particuliers. *Annales médico-psychologiques*, 1866.

CLARKE. — Folie et goitre exophtalmique. *American journal of insanity*, avril 1889.

COLLINS. — Relations entre le goitre exophtalmique et l'aliénation mentale. *Lancet*, 8 janvier 1887.

DEBOVE. — *Bulletin de la Société médicale des Hôpitaux de Paris*, 1887.

DÉJERINE. — L'hérédité dans les maladies du système nerveux. Paris, 1886.

DELASIAUVE. — Phénomènes nerveux du goitre exophtalmique. *Bulletin de la Société médicale des Hôpitaux de Paris*,1874.

DEVAY. — Mélancolie et goitre exophtalmique. *Archives de Neurologie*, décembre 1897.

DIEULAFOY. — Clinique médicale de l'Hôtel-Dieu, 1896-1897.

DINKLER. — Un cas mortel de maladie de Basedow compliquée d'hémiplégie et de troubles psychiques. *Neurologisches Centralblatt*, 1er juillet 1898.

EULENBURG. — Pathogénie et traitement du goitre exophtalmique. *Rapport* au Congrès International de neurologie et de psychiatrie, Bruxelles, 1898.

GAGNON. — Rapports du goitre exophtalmique avec la chorée. Com-

munication à l'Association française pour l'avancement des sciences, 1876.

GAYME. — Essai sur la maladie de Basedow. Thèse de Paris, 1898.

GEIGEL. — *Wursbürger médic. Zeitschr.*, 1866

GILBERT et CARNOT. — L'opothérapie. *Monographies cliniques*, Paris, 1898.

GRANDMAISON (de). — Le goitre exophtalmique et les tares nerveuses. *Médecine moderne*, 1897.

GRASSET. — Traité pratique des maladies du système nerveux, 1886.

GREIDENBERG. — On mental alienation in Basedows' disease. *Vestnik Klin. i sudebnoi psychiat. i nevropathol.*. St-Pétersbourg,1893.

GROS. — Etude sur le goitre exophtalmique. Thèse de Paris, 1884.

HASKOVEC. — Contribution à l'étude de la pathogénie de la maladie de Basedow. *Gazette hebdomadaire de Médecine*, 1893.

HEAD. — Mental states associated with visceral disease in the sane. *J. Mental sc.*, Londres, 1896.

HENRY BARTON JACOBS. Manie rapidement mortelle dans la maladie de Graves. *American journal of insanity*, juillet 1898.

HIRSCHL. — Quarante-trois cas de psychoses dans le cours de la maladie de Basedow. *Jahrbücher für Psychiatrie*, 1893.

IMPACCIANTI. — Pneumonie, manie, maladie de Basedow. *Bulletino de la Societa lancisiana degli ospedali di Roma*, 1893.

KRONTHAL. — Goitre exophtalmique et troubles psychiques chez une fillette de onze ans. *Berliner klinische Wochenschrift*, juillet 1893.

JACCOUD. — Goitre exophtalmique. *Gazette Médicale de Paris*, 1889.
— Traité de Pathologie interne.

JACQUIN. — Des rapports du goitre exophtalmique avec l'aliénation mentale. Thèse de Montpellier, 1891.

JOFFROY. — Des rapports de la folie et de la maladie de Basedow. *Annales médico-psychologiques*, mars-avril, mai-juin 1890.
— Troubles psychiques et hallucinations dans la maladie de Basedow. *Bulletin de la Société médicale des Hôpitaux de Paris*, avril 1898.

JOHNSTONE. — Goitre exophtalmique avec manie. *Journal of mental science*, 1881.

LANDOUZY. — *Journal de Médecine et de Chirurgie pratiques*, 1886.

LÉTIENNE. — Art. Goitre exophtalmique. *Manuel de Médecine* de Debove et Achard, 1895.

Luton. — Art. Goitre exophtalmique. *Dictionnaire de Médecine et de Chirurgie pratiques.*

Mackenzie. — Graves' disease with insanity. *Transaction of the clinic Society*, Londres, 1868.

Martin. — Des troubles psychiques dans la maladie de Basedow. Thèse de Paris, 1890.

Martin (Odilon). — Goitre exophtalmique et médication thyroïdienne. *Presse Médicale*, 13 juillet 1898.

Maude. — Troubles mentaux et goitre exophtalmique. *British Médical*, 28 septembre 1896. *J. of mental sc.*, 1896.

Meynert. — Maladie de Basedow, folie concomitante. *Annales médico-psychologiques*, 1876

Miculizc. — Diagnostic de maladie de Basedow par troubles psycho-neuropathiques et guérison de ceux-ci par le traitement chirurgical. Congrès de Berlin, 1895.

Mossé. — État actuel de l'opothérapie. *Rapport* au Congrès de Médecine de Montpellier, 1898.

Oliver. — Épilepsie associée à un goitre exophtalmique. *Brain*, janvier 1888.

Peter. — Le goitre exophtalmique, *Bulletin Médical*, 23 avril, 4 mai 1890.

Pilet-Fouet (Mme). — Perturbations mentales dans le goitre exophtalmique. Thèse de Paris, 1893.

Raymond et Sérieux. — Goitre exophtalmique et dégénérescence. *Revue de Médecine*, décembre 1892.

Reymond. — Contribution à l'étude du goitre exophtalmique. Thèse de Montpellier, 1895.

Régis. — Note sur le délire d'auto-intoxication et d'infection. *Presse Médicale*, 3 août 1898.

— Manuel des Maladies mentales, Paris, 1892.

Renaut. — Observation pour servir à l'histoire des troubles cérébraux symptomatiques de la maladie de Basedow. *Bulletin de la Société médicale des Hôpitaux de Paris*, 18 mars 1890.

Rendu. — Art. Goitre exophtalmique. *Dictionnaire encyclopédique des sciences médicales.*

— Troubles mentaux au cours d'une grossesse, puis au cours d'un goitre exophtalmique. *Bulletin de la Société médicale des Hôpitaux de Paris*, 1898.

RICHE. — Interprétation nouvelle du goitre exophtalmique. *Gazette hebdomadaire de Médecine*, 1897.

ROBERTSON. — On Graves' disease with insanity.*Journal of mental science*, janvier 1875.

RUSSEL REYNOLDS. — Contribution à l'étude du goitre exophtalmique. *Lancet*, 17 mai 1890.

SAVAGE. — Goitre exophtalmique avec troubles mentaux.*Guys'kospital Reports*, 1882.

SÉGLAS. — Maladie de Basedow et mélancolie. *Annales médico-psychologiques*, 1890.

— Auto-intoxication et délire. *Presse Médicale*, 31 décembre 1898.

SÉRIEUX. — V. Raymond et Sérieux.

SOLBRIG. — *Wirchow Hirsch*, 1870.

SOUKHANOFF. — Du trouble mental dans le goitre exophtalmique. *Revue Neurologique*, 15 août 1896.

SOUQUES. — Art. goitre exophtalmique. *Traité de Médecine* de Charcot et Bouchard, 1896.

TEISSIER. — Congrès de Clermont pour l'avancement des sciences, 1876.

TROUSSEAU. — Clinique médicale de l'Hôtel-Dieu.

VAN-DEUSLIN. — Goitre exophtalmique avec troubles cérébraux. *American Journal of insanity*, 1864.

VIGOUROUX. — *Progrès Médical*, 1888.

— *Gazette Médicale des Hôpitaux*, décembre 1891.

VICO. — Essai d'étude sur la médication thyroïdienne. Thèse de Paris, 1897.

WEILLER. — Médication thyroïdienne dans le traitement du goitre exophtalmique. *Presse Médicale*, 1898.

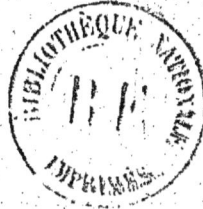

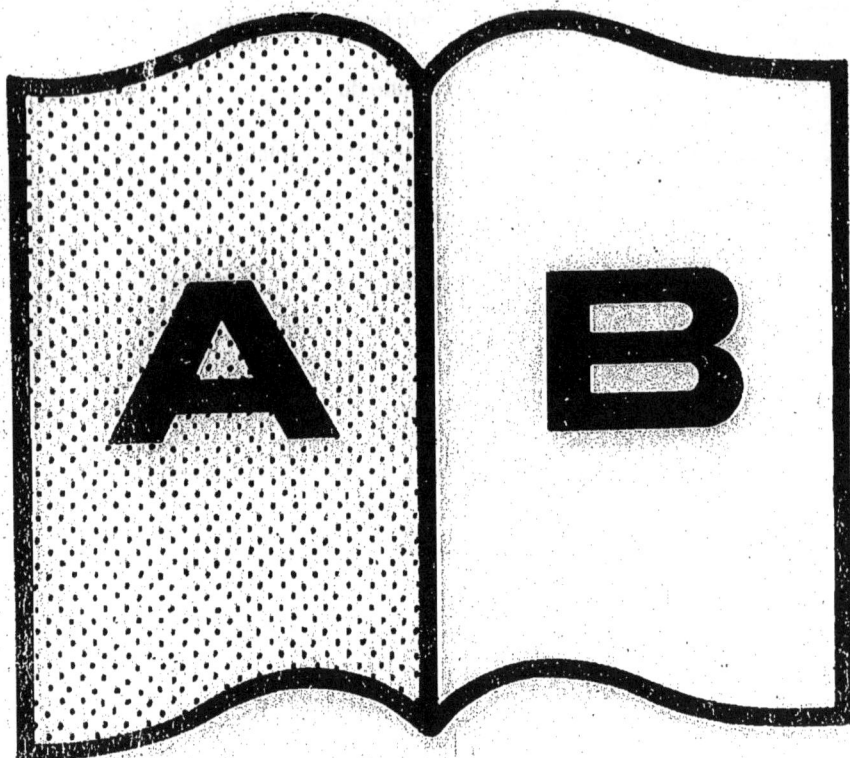

Contraste insuffisant

NF Z 43-120-14

www.ingramcontent.com/pod-product-compliance
Lightning Source LLC
Chambersburg PA
CBHW071215200326
41519CB00018B/5533